HEART

A HISTORY

心臟的故事

令人著迷
卻又難以捉摸的
生命核心

桑迪普・裘哈爾——著

陳信宏——譯

SANDEEP
JAUHAR

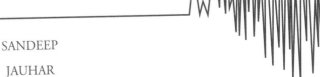

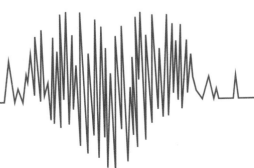

致琵雅，我心所繫

驅動身體的火花、生命的培育者、創造力的原則與協調感官的紐帶、人體結構的中心連結……是我們本性的支柱，也是國王、統治者、創造者。

——西爾韋斯特（Bernard Silvester），十二世紀詩人暨哲學家

目錄

011 序言　電腦斷層掃描的預言
015 引言　心臟，生命的引擎
015 從此，我對心臟痴迷不已
019 各種意義上的意義之源

第一部 隱喻

第1章 心臟不夠大顆
029 心臟解剖初體驗
033 隱喻之心
037 生物之心與隱喻之心的連結
046 不同情緒，造成心臟不同變化

第2章 那位沒有名字的人
049 大體教我的事
056 人體循環的科學曙光
067 生命的終極禮物

第二部 機器

第3章 千鈞一髮之際

072 歡迎加入心臟俱樂部
079 心臟超音波做下去就對了
086 終於將手術刀伸入心臟

第4章 試著暫時停止心跳

097 聖誕夜的手術
102 讓它為你心跳……物理上的
107 冰凍之心
111 心臟手術的彷徨與掙扎

第5章 人工幫浦的可能

122 有心肺機就輕鬆多了
124 體外循環？有可能嗎？
136 儘管有心肺機，但……

第6章 將管子插進心臟的瘋子

138 心導管日常
142 幫自己插心導管的瘋子
150 推翻心的禁忌

CONTENTS

第7章 壓力造成的傷害

155 美國有史以來最大規模的醫學研究
159 所謂的流行病學
161 佛萊明罕心臟研究
167 那，白人以外的族群呢？
173 始終未列入的危險因子

第8章 清理「管子」的可能性

180 心臟病發超過二十四小時的實習醫師
183 生命的悲劇都由動脈造成
190 吹個氣球，把血管通一通

第9章 「觸電」的感覺

199 熱愛磁鐵的病人
207 跳或不跳，都是電流的問題
212 心臟有可能電死自己？

第10章 在心臟裝部電器

221 為心臟整流
233 搶救不該死亡的心臟
240 在心臟裝部電器

第11章 心臟的替換零件

247 心臟末路
252 人工心臟的嘗試
265 讓你活命，卻不再有心跳

第三部 心之謎

第12章 脆弱的心

272 在九一一事件中獲救的女子
275 心與腦的雙向連結
280 救我命者，也使我痛苦
286 醫學科技進步的代價
292 當恐懼來襲

第13章 母親的心臟

296 在睡夢中永眠
308 最後的告別

第14章 更健康的生活方式

311 生命的回歸與重置
315 改變命運與逆轉損傷的可能
322 活在人類雙手已馴服心臟的時代

331 誌謝

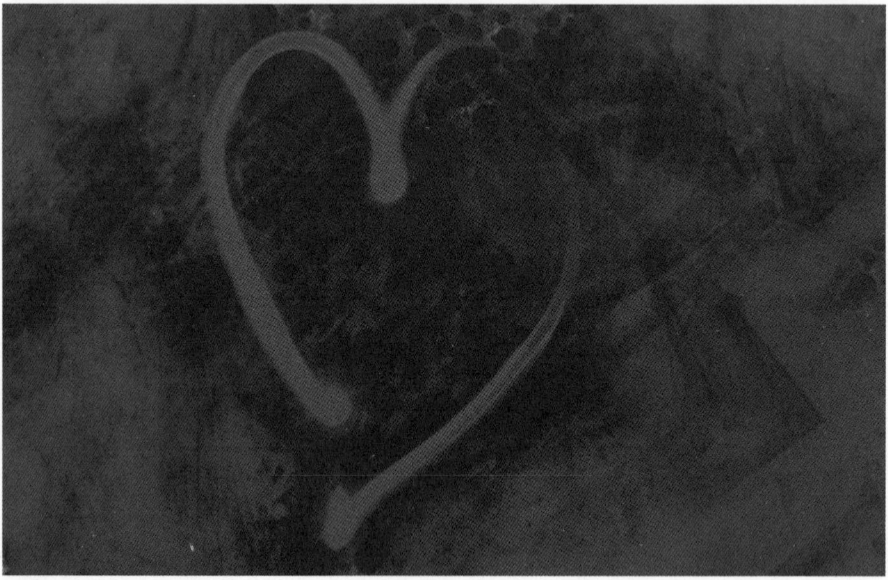

恐懼之心（Darian Barr提供）。

〈序言〉

電腦斷層掃描的預言

我最近常覺得喘不過氣。當我爬上磨損嚴重的階梯，前往四樓的辦公室時，途中總是得停下來休息。有些夜裡，我會因呼吸道裡塞滿黏液而開始哮喘，並導致一陣陣咳嗽。做爲內科醫師，我有幸在九一一事件當時擔任第一線應變人員，但許多曾赴案發現場的夥伴都回報了呼吸問題。於是，我請身爲呼吸科醫師的朋友賽斯評估我的狀況。

他爲我進行肺功能測試，讓我坐在玻璃隔間裡，還對著一條塑膠管用力吹氣。呼氣流量與肺容量都正常。賽斯診斷我罹患的是胃食道逆流，它是慢性咳嗽常見的成因，然後爲我開立處方，每日服用制酸劑。但我說服他爲我進行胸腔電腦斷層掃描，原因是他的診斷認爲並無大礙，但我的症狀離「良性」未免太過遙遠。我擔心肺部可能遭到自己在市中心所吸入的煙塵所傷害。

如同賽斯預測的，電腦斷層掃描結果顯示我的肺部一切正常。不過，一項額外的發現卻吸引了我的目光。「患者的冠狀動脈有鈣化現象」，檢驗報告輕描淡寫地提了這麼一句。冠狀動脈鈣化是動脈粥狀硬化的早期跡象之一。在我多年來針對年長病患所進行的電腦斷層掃描中，這項結果不時會出現，我卻未曾多留意些什麼。不過，現在的我已經四十五歲了，開始想對這一點有更多了解。鈣化程度有多高？又發生在什麼地方？一位放射科醫師告訴我說，我接受的掃描解析度不夠高，無法回答這些問題。

於是我在電腦上開啓佛萊明罕風險計算程式，這種工具能估計一個人未來十年內心臟病發的風險。我輸入身高體重、血壓、膽固醇密度，也註明我既不抽菸，也沒有糖尿病。程式估計出來的結果顯示，我在未來十年發生心臟病的風險是二%，罹患其他心血管疾病（包括心絞痛與中風）的機率則是七%左右。兩者都低得令人安心。但我也知道自己是個家族有著極顯著心臟病史的印度移民，所以程式很可能低估了實際上的風險。

我的哥哥拉吉夫也是位心臟科醫師，他建議我去做運動心電圖，也就是一邊做運動，一邊做心電圖的檢查，但我週末打網球的時候並沒有任何症狀。只有在冠狀動脈阻塞超過七〇%的情況下，運動心電圖才偵測得出來，而我相當確定自己的狀況沒有那麼嚴重。於是，我選擇接受特殊的非侵入性電腦斷層血管攝影，藉此檢視冠狀動脈內部。

每年父親節，我都會接到宣傳這種檢驗方式的垃圾郵件。「美國有數十萬人外表看來雖然健康，實際上卻是顆不定時炸彈；請務必確保您的父親不是其中一人。」想到自己現在可能會是那數十萬人的其中之一，感覺實在很奇怪，於是我打電話給部門裡的心血管放射師特羅斯特醫師預約檢查。她安慰我，說我罹患心臟病的風險很低。「可是為了讓你自己安心，或許的確應該接受檢查。」她說。

因此，我在某個六月天的一大早接受檢驗。躺在那部C字形掃描儀的檢查檯上，一名技師將靜脈點滴管插入我的手背。這項掃描必須在一個跟葡萄柚差不多大的器官裡，分辨出只有一公釐大小、且以每秒兩百公釐速度移動的斑塊。技師在我的靜脈中注入了乙型阻斷劑，好減緩我的心跳、降低影像模糊的程度。我的舌頭底下也放了一片硝化甘油口含片，藉此舒張胸腔的動脈，好讓造影效果更佳。拍攝幾幅初始影像後，一名護理師在我的靜脈裡注射了X光顯影劑。「你會覺得全身暖烘烘的。」她說，我就在此時感到面紅耳赤，以為自己尿了褲子。而最後的檢查只花了不到一分鐘。

特羅斯特醫師檢視過掃描影像後，把我喚進了看片室。灰白色的圖片顯示在一部大型螢幕上。放射攝影顯示，我的三條冠狀動脈血管裡都有白色小點。將血液泵入心臟的主動脈開口處有三〇%至五〇%的阻塞，中段則有五〇%的阻塞。另外兩條動脈也有些微斑塊。我渾身僵硬地坐在那陰暗的房間裡，覺得我彷彿窺見了自己日後可能的死因。

引言

心臟，生命的引擎

心臟病發沒有任何可恥之處。

——蘇珊・桑塔格，《疾病的隱喻》（一九七八）

從此，我對心臟痴迷不已

我人生中最重大的一項事件，也許是發生在我出生的十五年前。一九五三年，在印度，一個燠熱的七月天，我的祖父突然去世，享年五十七歲。他去世的情形頗不尋常，也像大多數的家庭悲劇般，染上了若干神祕色彩。所有人一致指稱，祖父去世的那天上午，他在自己位於坎普爾的那家小店裡，遭到一條蜷縮在幾只穀物袋之間的蛇咬傷。他沒看到那是什麼蛇，但是在印度，被蛇咬是很常見的現象，此外，根據各方說法，我祖父中午回家吃午餐時，身體也沒有任何不適。

當時我爸爸大約十四歲，隔天正準備前往坎普爾農業學院接受入學面試，祖父原本打算陪同前去。他們坐在石砌地板上，祖父看著我爸爸的高中畢業證書，對他獲得的諸多獎狀欣喜不已。結果，午餐還沒吃完，鄰居提了一條閃閃發亮的黑色眼鏡蛇屍體走進屋裡，聲稱就是牠咬了我祖父（有人找了個弄蛇人到店裡殺了那條蛇）。我祖父看了那條蛇一眼，臉色隨即變得一片蒼白。「被這條蛇咬到，我怎麼活得了？」話一說完，人便癱倒在地上。鄰居催促他呼求印度教神祇羅摩之名，但他最後的遺言卻是：「我想帶普倫上大學。」然後就這樣躺在地上斷了氣。

當時有一輛政府所屬的救護車，會固定繞行於村裡。晚上七點左右，在我祖父倒地過了幾個小時後，那輛救護車在繞行途中被人攔了下來。那時候，屍僵已經開始發生，從祖父的頸部與下巴緩慢延伸至四肢。由於我祖父早已沒有心跳，醫護人員立刻便宣告他死亡，但家人們一時無法接受事實，因此要求救護車把他（連同那條蛇）送到一所約在八公里外、由英國人建造的醫院。那裡的一名醫師宣告我祖父到院前死亡。

「死因是心臟病發作。」那名醫師指出，破除了家人認爲他是被蛇害死的想法。

帶走我祖父的，是世界上最常見的死因，也就是由心肌梗塞造成的心臟性猝死，或說是「心臟病發作」；有可能是因爲看到那條蛇，一時恐慌之下所引發的。既然事情已成定局，暑熱又恐將導致屍身腐敗，我祖父於是被運回村裡，第二天便火化。一口妝點著花圈的棺木放在澆滿了油的柴堆上，衆人則是在淡藍色的天空下敲打著自己的頭，以表達哀傷。

我聽著這個家族傳說長大，從小便一直對心臟懷有恐懼，認爲這是壯年者的劊子手。因爲心臟的緣故，即使你明明處於健康的情況下，還是有可能死亡；這看起來實在極不公平，而這樣的恐懼又受到祖母助長。她在一九八〇年代初期來到加州與我們同住，後來則在思鄉情緒的召喚下，返回心愛丈夫去世之地，也就是那座位於坎普爾的小村莊。即便祖父過世已經三十年，她仍穿著傳統的寡婦裝扮，披著帶有樟腦丸氣味的輕薄披巾。

有一次，在洛杉磯動物園，她畢恭畢敬地對當初鄰居帶來的那種蛇鞠躬，交握著雙手，喃喃說了一段禱詞，接著便堅持要我們帶她回家。她是位意志堅強的女性，在丈夫死後一肩扛起這個家。然而，就像狄更斯的作品《前程遠大》中，那位富有卻遇人不淑、舉止怪異的哈維森小姐，祖母終其一生都在爲一項難以理解的異常事件哀悼。在印度，蛇一方面象徵無限與永恆，另一方面也象徵噩運和死亡。直到人生的最後一刻，祖母心中仍認定，害死丈夫的是一條毒蛇。就某方面而言，在「心臟病毫無預警地奪走一條健康、充滿活力的性命」這般突發事故中，凶手確實可以說是那條蛇。

我的外祖父同樣因心臟性猝死而辭世，只不過這是許多年後的事。他曾是軍醫，後來在新德里的家中開設診所，並頗富盛名。一九九七年九月的某一天，他剛過完八十三歲生日，他一早醒來便說自己肚子痛，認爲是自己前一晚吃了太多東西，又喝了太多威士忌所造成的。幾分鐘後，他發出一聲呻吟，隨即失去意識，然後就這麼走了。幾乎可以肯定的是，他曾有一次嚴重的心臟病發紀錄，但這卻不是奪走他性命的原因，而是後續的心律不整——也就是讓心跳不穩定的心室纖維性顫動，導致心臟無法繼續維持血流與生命。後來我跟媽媽談起外祖父的死，她說自己對外祖父走得那麼突然感到很難過，但另一方面也覺得感恩。

從此，我對人類的心臟感到痴迷，其中一大主因，就是我的家族史。我還小的時候，常躺在床上，感受胸腔內的跳動。我會側身躺著，頭枕在手腕上，聆聽傳進耳裡的心搏聲。我會把吊扇的轉動速度調成與心跳同步，沉迷於這兩個像是互相競爭、並以固定頻率產生振動的物體，並對自己的心臟從未停下來休息深懷感恩[1]。我對心臟的矛盾特性極爲著迷：一方面由強壯的肌肉構成，持續不停地努力工作，但另一方面又極其脆弱。多年後，我成爲專攻心臟衰竭的專科醫師，又把這般關注灌輸給我的孩子。

我兒子莫罕還小的時候，我們曾看過美國公共電視臺所製作介紹心臟疾病的一部專題影片。節目裡有一名男子，因心臟病發導致心跳停止。在救護車上，醫護人員用去顫器救回他一命，只見他的身體在電流的刺激下劇烈抖動。莫罕盯著這一幕，看得出神，一再倒轉重看，直到我堅持把電視關掉爲止，原因是我擔心一再重複看這一幕，會對他發育中的心智造成影響。不過，我們第二天又會再看一次。

各種意義上的生命之源

本書要談心臟是什麼、醫學上如何處理心臟問題，以及未來我們該如何才能以最

❶ 十九世紀的科學家曾利用馬達驅動滾輪，並讓它的轉動週期與心搏同步，藉此察知心律的細微差異。

明智的方式與心臟共存，並依賴它活下去。心臟之所以對我們的自我理解具有關鍵重要性，並非偶然。若說心臟是我們身上最後一個停止運作的主要器官，那麼它也是最早發育的主要器官——儘管還沒有血液需要輸送，但是在胚胎形成後三週即開始跳動。一個人出生到死亡，心臟大概會跳動三十億次；心臟所負荷的工作量也實在難以想像：每一次心搏，都足以產生讓血液流經長約十六萬公里血管的力量；一週內流經一名成人心臟的平均血液量，能夠注滿一整座後院游泳池。另一方面，由心臟所維持的生命很快就能被奪走。心臟一旦停止跳動，死亡便隨即降臨。如果說，生命是一場持續不斷的掙扎，那麼心跳即是此一抗爭的核心；藉著為細胞供應能量，心臟也抵擋了生命趨於消失與混亂的傾向。

對心臟而言，最重要的事情就是跳動。這個目的內建於其結構中，即使是利用培養皿培育出來的心臟細胞，也會自發性地開始收縮，並且尋求其他細胞（透過一種稱為「隙型連結〔gap junctions〕」的電連結方式）進行同步的韻律之舞。就這方面而言，心臟細胞與它們構成的器官可說是一種社會實體。在動物死亡後，牠的心臟仍可繼續跳動達數天，甚至數週之久。諾貝爾生醫獎得主、法國外科醫師卡雷爾（Alexis Carrel）在實驗室裡證明，只要得到充分的營養，利用血漿與水培養出來的小雞心臟組織可以跳動達幾個月，甚至二十年以上，遠比雞的正常壽命還長。這是心臟的一種獨特性質：如果沒有跳動的心臟，大腦和其他重要維生器官就無法發揮功能；但心臟卻不需要仰賴正常運作的大腦而跳動——至少就短期而言是如此。此外，心臟不只是把血液輸送到其他器官，還會把血液輸送給自己。我們看不見自己的眼睛，也必須努力運用心智，才能改變自己的思考方式，但是心臟不一樣。就某方面而言，心臟擁有自我維繫的能力，這是其他器官都沒有的能力。

在心臟所產生的各種關聯中（包括與情感與思考），最強烈的一項或許就是心跳與生命的連結。我們把心臟與生命聯想在一起，原因是心臟就像生命般充滿活力。從這一秒到下一秒，唯一用肉眼就能明白看出在動的器官，正是心臟。心臟透過搏動對我們低語，也透過肌肉收縮發出電生理訊號，比體內其他任何電生理訊號強上幾千倍。

千百年來，許多截然不同的文化很一致地將心臟視為一種可採集或收割的生命力來源。在古埃及，心臟是木乃伊製作過程中唯一留在體內的器官，原因在於當時的人認為，心臟在「死後重生」這件事情上扮演著核心角色❷。在常見的埃及神話場景當中，一名死者的心臟放在天平的一端，另一端則是擺著一根羽毛或者雕像，代表真理與神聖律法。如果天平保持平衡，這顆心就會被認定為純淨無瑕，可歸還給持有者。但如果證明這顆心充滿罪惡，那麼就會被凶惡的阿米特（Ammit，據說牠有著鱷魚頭、獅子上身及河馬下身）吞食，而且死者也會被打入陰間。三千年後，在山頂舉行的盛大典禮中，阿茲特克人以燧石刀割開奴隸的胸部，挖出仍在跳動的心臟，做爲獻給神明的祭品。在西方童話故事裡，尋求永生的巫婆會吞食純眞之人的心臟。舉例來說，在童話《白雪公主》裡，壞王后堅持要求獵人把白雪公主的心臟挖出來，以確保她眞的死了。即便到了今天，腦死雖然已是一般所認可的死亡認定標準，但人們仍繼續把心跳和活命聯想在一起。在加護病房裡，常有患者家屬說：「他還有心跳，怎麼可能已經死了？」

這種樂天的態度終究還是得面對現實。心血管疾病每年在全球奪走一千八百萬條生命，將近所有死亡人數的三分之一。以美國爲例，自一九一〇年以來，心臟疾病就是最主要的死亡原因。時至今日，全球有超過四億人、美國有六千兩百萬人、英國有七百萬人都患有心臟疾病。

癌症則是美國的第二大死因（在英國則是第一大，英國的第二大死因才是心臟疾病），但心臟疾病和癌症的差別非常大。罹患癌症後，細胞會瘋狂分裂、胡亂轉移、無情侵略，有如對身體的強硬汙染。心臟疾病就不同：比較直截了當、比較嚴厲，沒那麼模稜兩可，而且也比較容易理解。蘇珊・桑塔格曾提到，癌症病患衰頹孱弱，心臟病患通常則是昂首挺立，就像我祖父一樣看起來健康無虞。直到去世，人們才會發現：原來他們暗中患有疾病。

前面提到的這些數字原本還有可能更糟。在美國與英國，自一九六〇年代中期以來，心血管疾病造成的死亡人數已大幅下降，減少幅度分別達五〇%與將近六〇%。在一九七〇到二〇〇〇年間，美國的平均壽命增加了六年。此一壽命的增長，有三分之二都是來自於心血管疾病治療的進展。儘管有六〇%以上的美國人會在此生罹患某種形式的心血管疾病，但只有不到三分之一的病患會因此死亡，所以我們知道，這些治療確實有效。在歷史上，二十世紀將被標記爲心血管疾病這般嚴重禍害終於受到控制的世紀。

當然，這樣的成功仍有其缺點。過去有可能因心臟疾病而死的患者，現在則必須帶著這種疾病活下去，而且狀態通常不太好，和自己原本的模樣相差甚遠。美國每年有超

❷ 腎臟也受到保留，也許是因為腎臟在體內的位置使其難以取出。我們幾乎可以聽見剛去世的埃及人以順服的姿態念出寫在莎草紙上的字句：「喔，我在人間擁有的那顆心啊，不要扮演對我不利的證人角色……不要針對我做過的一切提出不利於我的證詞。」在中世紀，君王與首領的心臟經常分開埋葬；即使在相當晚近的一九八九年，匈牙利女王仍選擇把自己的心臟埋葬在瑞士的一間修道院，因為她丈夫的心臟也埋在那裡。

過五十萬人罹患鬱血性心衰竭，也就是心臟變得太過衰弱或硬化，無法輸送足夠的血液以供應身體所需。現在，心臟衰竭是六十五歲以上患者住院的首要原因，而且大多數病患仍會在診斷出該疾病的五年內死亡。諷刺的是，我們雖然越來越善於治療心臟疾病，但罹患這種疾病的人數卻日趨成長。

心血管疾病問題在未來可能會每況愈下。越來越少人會遵循有益心臟健康的生活方式。整體來看，人類越來越胖，也越來越缺乏運動，而且過去二十年來的吸菸率幾乎沒有改變。醫學期刊《內科學》的一份解剖研究指出，十六至六十四歲的美國人中，有八〇%已經出現冠狀動脈疾病的最初期跡象。此一發現顯示，過去四十年來心臟疾病患者減少的趨勢可能即將逆轉，而我們需要新的方法以因應這項威脅。

在本書中，我將會檢視心臟的情感與科學面，探討這個數百年來令哲學家與醫師深感著迷卻又難以捉摸的器官。心臟被賦予的隱喻和意義之多，是其他器官——甚至是人類生活中的任何物體——比不上的。我要描寫的這段歷史並非持續不斷的進步，而是在斷斷續續的進展中，不斷克服重大挑戰、幫助無數人口面對過去被視爲必然致死的疾病，並得以存活下去。這是一個規模宏大的故事，內容包括思考心臟隱喻意義的自然哲學家、哈維與血液循環的發現、大規模的研究活動（例如探究心臟疾病肇因的佛萊明罕心臟研究），以及因為心臟在人類文化中的崇高地位之故，百年前仍被視為禁忌的現代外科技術與科技。

十二世紀的基督教神祕主義者賀德嘉（Hildegard of Bingen）曾經寫道：「靈魂端坐於心臟的中心，有如在一幢房子裡。」就許多方面而言，心臟確實有如一幢房子，內部分為好幾個腔室，並以門相隔；此外，心室壁也有特殊的質地。這幢房子非常古老，在好幾千年前便設計完成。至於維持心臟運作的管線，則藏匿在視野以外。這幢房子雖然沒有先天的意義，卻因為我們賦予它許多意義而變得有意義。心臟一度被視為是人類行為與思想的中心，是勇氣、欲望、野心與愛的源頭。就算這些聯想早已顯得過時，卻仍與我們如何看待這個器官，以及這個器官如何形塑我們的人生息息相關。

第一部

隱喻

心臟不但決定生死，也能夠激發隱喻：
它是一個充滿了意義的載體。

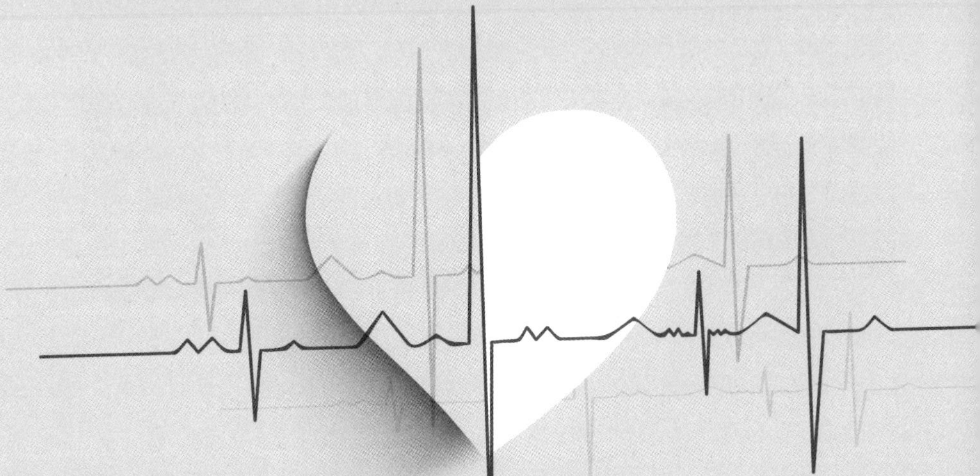

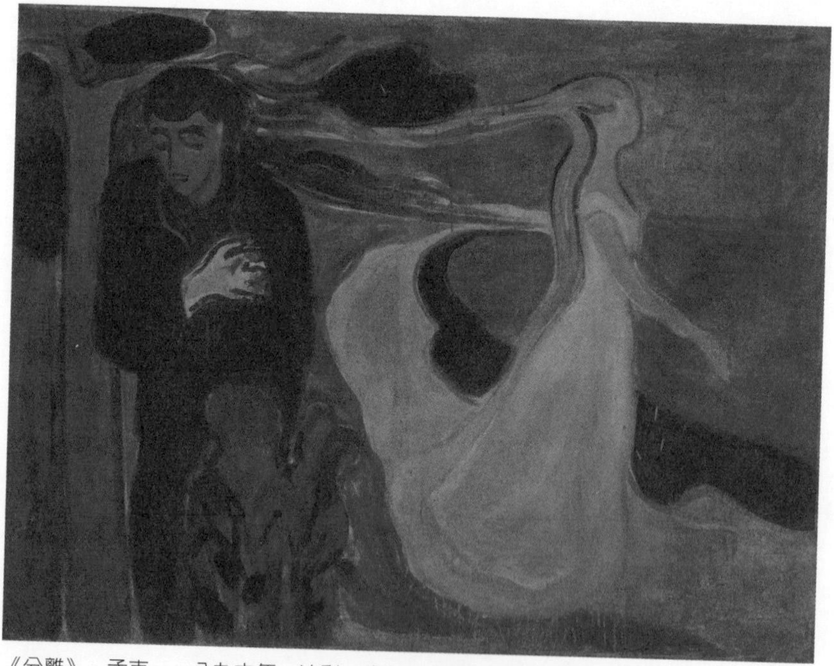

《分離》，孟克，一八九六年，油彩、畫布，96.5 × 127公分
（Munch Museum, Oslo [MM M 00024]；photograph © Munch Museum）

第1章

心臟不夠大顆

人有可能因為心碎死掉——這點已獲科學證明——而自從我們相遇的第一天起，我的心就一直處於破碎的狀態。我現在就能感覺得到胸腔深處隱隱作痛，就像每次我們在一起的時候一樣，我的心不停敲打著某種絕望的韻律：愛我。愛我。愛我。

——艾比・麥唐納（Abby McDonald），《走出失戀大作戰》（二〇一二）

心臟解剖初體驗

十五歲那年，高中生物課要求我們進行一項研究計畫。我決定測量一隻活體青蛙的心臟發出的電生理訊號。爲了做這項實驗，我必須找一隻活生生的青蛙，切斷脊髓讓牠癱瘓後，再切開牠的身體。我借了一部測量電流用的示波器、一部電壓放大器，以及幾個紅色和黑色的電極。我的科學老師克蘭達爾先生說，一個高三學生選擇這項研究是很了不起的。

不過，首先我得抓幾隻青蛙。我一手拿著漁網，一手握著腳踏車把手，從我位於南加州的家往附近的樹林出發。那是初春的一個週五傍晚，四處都是嘈雜的鳥叫聲。路上很潮濕，在混雜著碎石的泥濘中，腳踏車輪發出嘎啦嘎啦的聲音。

我的目的地是一座小池塘，和一般人家的後院游泳池差不多大。池塘水面滿是落葉、蜻蜓，以及一片片相連的綠色髒汙。我吃力地沿著池畔走，陷在泥濘中的球鞋踩出一個個鞋印。然後，透過水藻間的縫隙，我看見了一個美妙的水下世界，滿是四處游動的蝌蚪和青蛙。我把那個以九十公分長的木棍和白色網子構成的工具伸進水裡，在黏稠的池塘底部拖動。把網子拉出水面後，看見裡頭有一隻小小的黃色青蛙，於是把牠（連同幾片葉子）倒進一只垃圾袋。接著又撈了幾次，抓到更多青蛙，總共六隻左右。我用鉛筆筆尖在垃圾袋上戳了幾個小洞，把袋口綁起來、塞進背包裡，再騎車回家。

我把腳踏車丟在房子的牆邊，打開通往後院的木門。一株株野草從水泥小徑的裂縫裡冒出來。遮蔭露臺旁有一棵小小的檸檬樹，那棵樹總讓我覺得後院是個比實際上更美好、更自由的地方。那時候，夜幕已經開始降下，漸漸取代傍晚天空中的橘黃色。我媽從廚房喊我進去吃晚餐，我便把裝著青蛙的袋子放在露臺上。走進屋裡，媽媽問我有沒有打算餵那些青蛙，但我說沒有必要，反正牠們就要被犧牲了。

透過克蘭達爾老師的教導，我得知動物的血液循環是經過數百萬年演化而成的。軟體動物和蠕蟲擁有壓力較低的開放循環系統，以輸送養分與廢棄物。體型較大的動物則發展出管狀的容器與越來越複雜的幫浦，以較高的壓力循環血液，從而使氧氣與養分能運送更長的距離。魚的心臟有兩個腔室，青蛙的心臟有三個。人類的心臟更精細，有四個腔室：兩個心房（收集缺氧血的隔間）和兩個心室（幫浦）。青蛙需要的氧氣比人類少，原因是牠們不會致力於保持體內恆溫。不同於解剖青蛙的人類，青蛙是冷血動物。

第二天是星期六，我帶著那只垃圾袋、電力器具、一把手術刀和一只解剖盤，拿了把塑膠椅凳，坐在我家已生鏽的鞦韆底下。在一二七年前的一八五六年，解剖學家科立克（Rudolf von Kölliker）與穆勒（Heinrich Müller）測量了青蛙心跳的電流，做法是將電流傳到與磁鐵相連的電極，藉此產生磁力、推動指針。至於我，除了有些現代科技輔助，基本上就是打算複製他們的實驗。我把電極接上電源、測試一下電路，並在示波器上得到了明確的六十赫茲訊號。由於電極的尖端又粗又鈍，所以青蛙的心臟要是太小，我就很難確定它們的接觸是否良好。不過，那個週末是我完成這項實驗最好的時間，所以我決定直接著手進行。

我從袋子裡頭抓出一隻青蛙，一手把牠牢牢抓住，拿著手術刀的另一隻手則是輕輕放在牠背部的米色表皮。牠瘋狂地踢腿，掙扎著想逃脫。我不小心鬆了手，牠隨即跳走，在乾燥的草地上蹦來蹦去。我又伸手把牠抓了起來，這次我緊緊握住牠的臀部與後腿，直到牠無法掙扎為止，然後再試一次。這時候，我感覺自己緊張到連心臟都要跳出來似的。我把手術刀的尖端稍微刺入青蛙頭部柔軟的枕骨大孔，再插進頭骨底部。青蛙不斷掙扎，於是我更用力，感覺到刀尖刺穿軟骨。我要不就是屏住呼吸，要不就是呼吸太急促，因為眼前開始冒出了一個個小小的黑點。我粗魯地前後移動刀尖，差點砍斷那小東西的頭。把青蛙放上解剖盤後，牠雖然還想爬向托盤的邊緣，但軟弱無力地跳了最後一下，便癱瘓不動了。

我沿著胸部劃了一刀，傷口處流出透明的黏稠液體。就我能判斷的程度來看，牠的心臟還在跳動——但我其實不太能確定，因為胸部還有其他組織遮蔽住心臟。為了清理視野，我用手指剝除它們。這時淚水已經不斷從我的眼眶流出。電極尖端真的太粗，幾乎和心臟一樣大。儘管如此，我還是在驚慌中把電極湊到那個跟豌豆差不多大的器官上，一時忘了電極還連接著電池。兩個電極的尖端一接觸，隨即爆出火花，燒焦了青蛙的胸腔。味道很難聞，比克蘭達爾老師儲藏櫃中那些泡在福馬林裡的標本還臭。等到我媽出來看發生什麼事的時候，我已經在嚎啕大哭了。我虐死了那隻可憐的青蛙，而且沒有得到任何成果。我媽仔細檢視了現場，然後以她那種典型帶有責備意味的同情語氣說道：「兒子，你應該做別的實驗。你的心臟不夠大顆。」

第二天，我狠下心再試一次，但當我伸手要抓青蛙的時候，卻發現袋子是空的，青蛙全都不見了。直到今天，我都不知道牠們是怎麼逃走的（我媽也不知道）。在沒有原始資料的情況下，我把課本裡的數據填在報告裡，最後得到的成績是B。我頗感失望，便問了克蘭達爾老師爲什麼。他說原因是我在這次實驗當中沒有學到任何新的東西。

隱喩之心

心臟不但決定生死，也能夠激發隱喩：心臟是一個充滿了意義的載體。我媽把我缺乏勇氣的表現說成「心臟不夠大顆」並不令人意外。心臟向來會與勇氣聯想在一起。文藝復興時期，紋章上的心形圖案代表著忠實與勇氣。即便是英文的勇氣（courage），也是來自拉丁文的「cor」，意指「心臟」。一個人如果心臟太小顆，就很容易感到害怕；意指失去勇氣的「氣餒」（discouragement）或恐懼，就像心掉了似的讓人「灰心」（loss of heart）。

這種隱喻存在於不同文化裡。祖父去世後，當時才十四歲的爸爸進入了坎普爾農業學院就讀，成爲家族裡第一個接受高等教育的成員。他每天早上都必須走六公里路上學，原因是家裡買不起腳踏車。回家途中，他總是扛著一袋借來的書，走在沙塵飛揚的路上，和我祖母在約定的地點會合。他如果抱怨自己好累或是負荷不了，祖母就會責備這個沮喪的孩子，要他展現堅強的一面。她會說「Dil himmauth kar」，用英語來說是「抓住你的心臟」，意思是打起精神。

莎士比亞在他的悲劇裡探究過這個主題。在《安東尼與克莉奧佩特拉》劇中，安東尼因爲認定克莉奧佩特拉背叛他，感到痛苦不已。德西塔斯這樣描述戰士安東尼徒手自盡的行爲：「以心所賦予的勇氣，把心臟剖成兩半。」莎士比亞用我們對心臟的另一種概念，來描述安東尼的心碎：將「心」視爲愛情的發生處。「我爲埃及還有女王發動了這些戰爭。」安東尼宣告：「我以爲我擁有她的心，因爲她擁有我的。」

但如同評論家霍爾（Joan Lord Hall）所寫的，心在隱喻上的兩種截然不同概念，令安東尼感到矛盾不已。最後，他對戰場上的光榮所懷有的渴望，勝過對愛情的追求，終究導致他的自我毀滅。

人類情感的豐富與廣博，也許是我們和其他動物最大的差別。在從古至今的歷史，以及許多不同的文化中，心臟一直都被視爲這些情感的棲息之處。英文的「情感」（emotion）演變自法文的動詞「émouvoir」，意爲「激起」，這麼說來，人們把情感與那個不停搏動的器官聯想在一起，也許是相當合理的結果。認爲心臟是情感發生處的觀念可以追溯至古代，但這種象徵卻一路存續至今。

如果問一般人「什麼圖案最能代表愛情」，愛心圖案無疑高居榜首。心形圖案「♥」在自然界裡相當常見，在許多植物的葉、花與種子上都可以看到，包括羅盤草在內。在中世紀初期，羅盤草曾被用於避孕，這可能就是人們會從心形聯想到性與愛情的原因（儘管心形與陰戶的相似性也可能有關）。

不論什麼原因，總之十三世紀起，心形開始出現於描繪情侶的繪畫中。一開始，這類畫作的主角僅限貴族與宮廷成員，所以英文的「求愛」才會寫成「courtship」（「court」即指「宮廷」）。後來心形開始被塗成紅色，以血液的顏色象徵激情。

後來，取其「四季常春」之名、被人種植在墓碑上的常春藤這種心形植物，成了永恆之愛的象徵。在羅馬天主教裡，心形圖案也被稱爲「耶穌聖心」，周圍妝點著荊棘，並發出朦朧的光芒，是修道之愛的標誌。對於耶穌聖心的崇拜，在中世紀的歐洲達到高峰。舉例來說，在十四世紀初，道明會士蘇瑟（Heinrich Seuse）在一時的虔誠狂熱下，做出殘忍的自傷行爲：用一把雕刻刀，將耶穌的名字刻在心口。「全能的神啊，」蘇瑟寫道，「請在這一天賜給我力量，讓我實現我的渴望，因爲祢必須刻在我的心中。」

蘇瑟接著指出，能擁有一項肉眼可見的標記，宣告他與自己的眞愛結爲一體，是莫大的幸福，這使得過程的疼痛感覺有如「甜美的喜悅」。當他的傷口癒合之時，耶穌的聖名便以「寬如玉米稈，且長如小指指節」的痕跡留在他胸口。

把心與不同種類的愛連結在一起的觀點延續到了現代。一九八二年十二月一日，在猶他州的鹽湖城，巴尼．克拉克這名罹患末期心臟衰竭的退休牙醫師，獲得植入史上第一顆永久人工心臟，當時與他結縭了三十九年的妻子問醫師：「他還能愛我嗎？」

今天，我們已知道情感並不是眞的存在於心臟裡，但我們卻還是繼續接受心臟的這些象徵意義。心的隱喻充斥於日常生活和語言：「拿出信心」即是爲自己注入勇氣，「發自內心」表示眞誠。如果我們徹底理解或記住一件事物，就會說自己很「用心」。

「放在心上」則反映了自己的重視。你如果對別人「心有戚戚焉」，就表示你對那個人所遭遇的問題感同身受。至於和解或悔改，則需要「回心轉意」。

如同生理上的心臟，隱喻的心也有大小與形狀。心胸寬大的人慷慨、心胸狹小的人自私（但當初我媽說我心臟不夠大顆，則是指我太富同情心）。隱喻的心也是一種物質實體，可以由黃金、石頭，甚至是液體構成（例如把內心的憂慮傾瀉而出）。此外，隱喻的心還有溫度（溫暖、冰冷或熾熱），也有特定的地理位置。一個地方的中央即是「中心」。如同哈姆雷特對摯友何瑞修所說的，你的「內心深處」，就是你最神聖的感受所在。「探求一件事物的核心」，則是找出真正重要的事情。而正如位於一座城市中心的雕像或紀念碑經常與愛、膽量或勇氣有關，人的心也經常是如此。

生物之心與隱喻之心的連結

這些年來，我學到要適切照顧我的病患，就必須了解（或至少認知到）他們的情緒狀態、壓力、擔憂和恐懼。唯有如此，才能實踐心的醫療。儘管心臟不是情感之所在，卻深受情感影響。就這方面而言，我們情感生活的紀錄確實書寫於心。舉例來說，恐懼和悲傷有可能導致嚴重的心肌傷害。控制無意識程序（例如心跳）的神經能察覺心理上的痛苦，觸發「不良型戰或逃反應」，促使血管收縮、心跳加快、血壓升高，進而造成傷害。

換句話說，從過去的研究中，事實愈見明顯：實際上的心臟對我們的情緒系統極度敏感——也可以說是對「隱喻之心」極度敏感。

二十世紀初期，生物統計學家皮爾森（Karl Pearson）對墓園裡的墓碑進行研究，結果發現夫妻兩人去世的時間通常相隔不到一年。這項發現印證了我們現在確知的一項事實：心碎有可能導致心臟病發；沒有愛的婚姻可能導致慢性或急性心臟疾病。

二〇〇四年，一項針對五十二個國家、將近三萬名病患所進行的研究發現，就導致心臟病發作的危險因子而言，包括憂鬱和壓力在內的心理社會因素，其重要性與高血壓相當，也幾乎和糖尿病同樣重要。心臟雖然是個幫浦，卻絕不簡單，而且可以確定是個相當感情用事的幫浦。

有一種約在二十年前左右首度被發現的心臟疾病，稱爲「章魚壺心肌症」，又稱「心碎症候群」，也就是心臟會因爲極度的壓力或悲傷（例如與情人分手或配偶死亡）

而出現急遽衰弱的現象。病患（幾乎都是女性，但原因不明）會產生近似心臟病發的症狀，有可能會胸痛、呼吸急促，甚至是心臟衰竭。透過心臟超音波可以看到，心肌變形到令人訝異的程度，經常膨脹成細頸寬腹的樣子，有如用來捕捉章魚的章魚壺。

我們雖然不知道爲什麼會發生這種事，但這種異常的形狀似乎反映了腎上腺素受體在正常心臟裡的分布。過量的腎上腺素會使心臟細胞受損，且受體密度較高的區域（例如心尖，也就是心臟的底部）受到的影響較大，損傷情形也最嚴重。章魚壺心肌症雖然通常會在幾週內痊癒，但在急性期卻可能導致心臟衰竭、足以威脅性命的心律不整，甚至死亡。最早針對這種疾病所進行的研究是在一九八〇年代初期，對象是情感或身體創傷（如搶劫或殺人未遂）的受害者。看起來，這些受害者並非死於他們遭受的傷害，而是心因性因素。解剖結果顯示，有心臟損傷

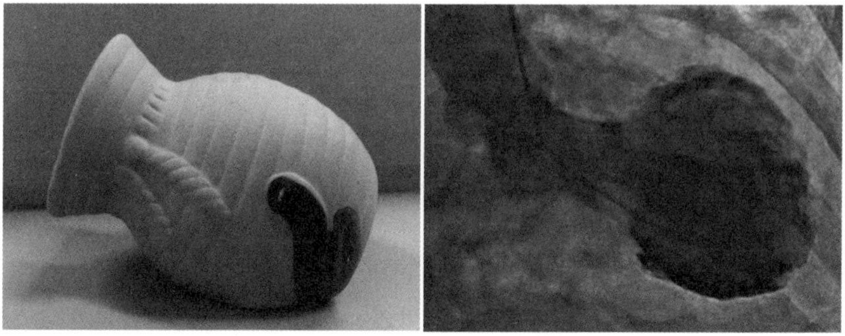

章魚壺心肌症（摘自*International Journal of Cardiology* 209 [2016]: 196-205）

與細胞死亡等跡象。

在由情緒和身體的交互作用所控制的疾病中，章魚壺心肌症是一個很典型的例子，而且沒有比它更能讓人看到生物上與隱喻上的心竟能如此密切相會；甚至在病患並未意識到哀傷的情況下，這種疾病也有可能發生。

我有位年邁的病患，她的先生去世了。她當然很難過，但也接受這樣的事實，甚至還可能有點鬆了口氣：她的先生罹患失智症，拖了很長一段時間。然而，在葬禮過後一星期，她看到亡夫的照片，不禁開始流淚，然後感到胸痛，接著出現呼吸急促、頸靜脈擴張、眉毛出汗等症狀，而她雖然只是坐在椅子上，卻明顯可見氣喘吁吁的模樣，也就是鬱血性心衰竭的跡象。超音波檢查發現，她的心臟功能僅剩正常人的一半不到，但其他檢查都沒有問題，也沒有任何動脈阻塞的現象。兩個星期後，她的情緒回復平靜，超音波顯示，她的心臟也同樣恢復了正常。

在許多充滿壓力的情境當中，都可看到章魚壺心肌症的蹤影，包括公開演講、賭博輸錢、家庭爭吵，甚至是驚喜生日派對。這種病症還曾經因爲廣泛的社會動盪而「爆發」，比如自然災害。舉例來說，二〇〇四年十月二十三日，一場芮氏規模六．八的強烈地震襲擊了日本東北部的新潟縣，造成三十九人喪生、超過三千人受傷。山崩導致兩條國道封閉，電信、電力與自來水供應也為之中斷。在這場災難發生後一個月，研究人員發現，新潟居民罹患章魚壺心肌症的人數比去年同期增加了二十四倍。這些病例的居住地更與地震強度密切相關——幾乎所有病例都住在斷層附近。

阿肯色大學的科學家透過全國資料庫，發現美國在二〇一一年有將近兩萬兩千人被診斷出罹患章魚壺心肌症，人數最多的地區是佛蒙特州，數量將近全國平均值的三倍，而該州正好在那一年發生了一場熱帶風暴，造成近一世紀以來最嚴重的損害。人數次多的地區是密蘇里州，在那一年，巨大龍捲風肆虐喬普林這座城鎮，造成至少一五八人喪生。當然，二〇一一年不是只有這些區域遭逢自然災害，但科學家指出，這兩個地區的人口可能較缺乏準備，原因是他們缺少相關經驗，所以也較容易受到後續的憂慮痛苦所影響。

時至今日，這些發現應該已不至於令我們感到意外。長久以來，情緒上遭遇強烈不安的人，也就是隱喻之心陷入紛亂的人，心臟多半會出問題，包括心臟性猝死在內。而最不尋常的紛亂更可能帶來極富戲劇性的影響。在《搶救心跳》這本書裡，心臟科醫師羅恩（Bernard Lown）描述了記載於某印度醫學期刊裡的一個案例。一名囚犯被判處絞刑，但一位醫師說服這名病患，同意當局改採放血方式處刑，因為相對來說，這種死法比較不會帶來痛苦。那名囚犯被綁縛在一張小床上，並且蒙住眼睛。接著，有人搔抓他的雙臂與雙腿，讓他以爲放血已經開始。羅恩寫道：

四根床柱都掛上裝滿水的容器，對著地板上的水盆滴水。滴水的速度起先相當快，然後逐漸減慢（以模仿放血的情形）。結果，那名囚犯變得越來越衰弱，這種狀況又受到那位醫師逐漸壓低的說話聲所強化。最後，隨著滴水的聲音停止，房間內也陷入徹底的寂靜。那名囚犯雖是個健康的年輕人，但在這項實驗結束之際，也就是水流停止後，他卻似乎陷入了昏迷。檢查後，更發現他已經死亡，儘管他根本連一滴血都未曾失去。

人們觀察這類「情感性」死亡至少已有一百年之久。一九四二年，哈佛生理學家坎農（Walter B. Cannon）發表了一篇名爲〈「巫毒」死亡〉的論文，描述早期的人類因爲認定自己遭到詛咒而死於恐懼的案例，例如被巫醫施行「骨指術」（用骨頭指著某人以下咒的術法），或是吃了禁忌的果實。一九二五年出版的《澳洲原住民》一書中，人類學家巴塞多（Herbert Basedow）寫道：

一個人發現自己被敵人以殺人骨指著的情景，看起來實在引人同情。他一臉驚駭，雙眼直盯著那名陰險的施咒者，同時還舉起雙手以抵抗那致命的媒介，一心認定詛咒透過媒介不斷注入他的體內。他臉頰發白、眼神變得呆滯，臉部表情更是極度扭曲。他想尖叫，卻喊不出聲，只是不斷口吐白沫。他的身體開始顫抖，肌肉也無法控制地抽搐起來。他往後倒在地上，過了一會兒，似乎陷入昏迷。最後，他終於鎮定下來，回到自己的小屋，並在屋裡愁苦而死。

這些死亡案例的共同點，就是死者徹底相信有一股外力能剝奪他們的性命，而且他們完全無力抗拒那股力量。坎農提出假設，認爲這種自我認定無力控制的情形會引發徹底的生理反應，促成血管高度收縮，以致血容量急遽減少、血壓驟降、心臟大幅衰弱，並因爲氧氣輸送不足而導致嚴重器官損傷。坎農認爲，巫毒死亡僅限於特定的早期人類，他們「極度迷信也極度無知，覺得自己就像不知所措的陌生人，身處於一個充滿敵意的世界」。但事實證明，這類猝死情形同樣也會影響形形色色的現代人。

目前已發現許多猝死症候群，包括中年男性猝死（通常因心肌梗塞造成）、嬰兒猝死症候群、突發性夜間猝死症候群、自然災害期間出現的猝死現象、濫用娛樂性藥物

（即不具醫療用途，純粹用來獲得快感的藥物）造成的猝死、野生動物與家畜猝死、酒精戒斷期間猝死、失去親友後的猝死、恐慌發作造成的猝死，以及戰爭期間的猝死。這些猝死現象幾乎全都是心臟突然停止跳動所造成的結果。

我的祖父就是如此。看見那條咬了他的蛇所產生的強烈恐懼，可能就是導致他猝死的原因。但壓力可以有急性與慢性的影響，所以我認爲，造成他心臟性死亡的情感條件在更早之前就已建立：在一九四七年充滿動盪衝突的「印巴分治」期間。

我的祖父原本住在旁遮普省內的某一區（現在位於巴基斯坦境內），在那裡經營一家土地管理公司，僱用工人維護大片私有土地。隨著英國在一九四七年八月結束統治，旁遮普的印度教徒與穆斯林之間存在已久的敵意，也和印度次大陸其他地方一樣爆發開來。我祖父去世的六年前，也就是一九四七年，這個國家大體上依教派不同，分裂爲印度、西巴基斯坦，還有東巴基斯坦（現在稱爲孟加拉）。它所帶來的結果，是有史以來規模最大的集體遷徙：數以百萬計的印度教徒湧入印度（我祖父一家也是其中之一），同時也有數以百萬計的穆斯林朝反方向移動。雙方表現出來的暴力行爲令人難以想像，包括屠殺、強暴、綁架，以及強迫改變宗教信仰。我祖父的家族祭司也是受害者，他因爲拒絕說「眞主至大」而遭到一群穆斯林暴民割喉殺害。「我們身上有『唵』的梵文標記。」我爸爸指著自己手上的一個灰色刺青圖案對我說，「所以他們要是遇到我們，一定也會把我們殺了。」

祖父和他的家人搭著牛車，帶著他們帶得走的所有東西，沿著滿是車輪痕跡的道路逃往邊界。一路上充斥著可怕的流血殺戮。村莊陷入火海。父母拋下年幼卻帶不走的子女。印度政府派遣特殊武裝人員護送年輕少女，但即便如此，有些人還是動手殺了自己的女兒，以免她們遭到強暴。

那一年，在這塊土地遭到撕裂的過程中，有超過一百萬人喪生，更有五千萬名印度教徒、穆斯林與錫克教徒流離失所。暴力衝突的中心在旁遮普，但由此產生的震波撼動了整塊次大陸。我的祖父和他的家人倖存了下來，卻在霍亂與痢疾猖獗的邊界難民營裡度過好幾個月貧苦髒亂的生活，那樣的生活奪走了我祖父的母親和他一個兒子的性命，那孩子當時才一歲。

一九四七年夏季至秋季的掙扎與動盪，無疑對我祖父六年後的早逝有所影響。失去公司後，在跌跌撞撞的情況下，他們一家人終於在坎普爾鄉下的一間公寓定居下來。那裡只有一個房間，而且沒有家具、沒有電力，連自來水也沒有。我爸爸在街燈下寫功課；祖母在一口燃燒木柴與糞便的爐灶上準備餐點。後來我祖父終於湊到一筆錢開了一間小雜貨店，販售米糧和其他食物，而且只要他人醒著，就會待在店裡工作，連他去世的那一天也是。

不同情緒，造成心臟不同變化

心臟對於驚嚇、恐懼或喜悅這類情緒所產生的生理反應，受到自主神經系統控制。這個系統管理非意識性的動作，像是心跳與呼吸。自主神經系統分爲兩部分：其中一部分是交感神經系統，負責調控戰或逃反應，利用腎上腺素加快心跳以及提高血壓；另一部分是副交感神經系統，具有和交感神經系統相反的效果，能夠減緩呼吸與心跳的速度、降低血壓，並促進消化。交感與副交感神經都沿著血管延伸，終點則位於心臟裡的神經細胞，協助管理心臟的情緒反應。

不過，關於自主神經系統對心臟的影響，目前仍有許多不明白之處。舉例來說，約翰霍普金斯大學的生物心理家里克特（Curt Richter），在一九五七年以野生大鼠進行了一個實驗。那些大鼠被丟進一只裝滿水的玻璃罐裡，再以水柱沖牠們，好讓牠們逃不出來——基本上就是對牠們施以水刑。野生大鼠是凶猛且疑心病重的動物，對於任何形式的束縛都會表現出非常負面的反應。不意外的，大部分大鼠都在幾分鐘內溺死，但有少數幾隻倒是相當驚人，能在水裡掙扎超過八十個小時。

里克特事先在大鼠的表皮底下埋入電極，再測量溺水大鼠的心跳，意外發現牠們的心跳速度並不快，沒有交感神經過度活躍應有的現象。「和我們的預期相反，心電圖紀錄顯示，溺水的大鼠是在心跳減緩而非加快的情況下迅速死亡。」里克特寫道，顯示那些大鼠可能出現副交感神經活化的情形。也由於提高其活躍程度的藥物會加速死亡，抑制的藥物能避免牠們死亡，因此，里克特斷定那些大鼠是死於副交感神經（而不是交感神經）過度活躍。「從這些大鼠的處境看起來，牠們顯現出來的並非戰或逃反應，而是充滿絕望。不論是被抓在手裡還是困在裝滿水的罐子裡，這些大鼠都處於自己無法抵抗的情境中。」

里克特進一步指出，若是讓大鼠感覺到自己的處境並不絕望——例如每隔一段時間就把牠們從罐子裡放出來，那麼牠們就會再度恢復積極，並試圖逃跑。他根據實驗結果推測，絕望導致的副交感神經過度活躍，就是原住民死於巫毒詛咒的原因。

現在，我們認為坎農與里克特這兩項看似互相對立的結論都沒有錯，而且威脅生命的壓力，會為擁有交感與副交感神經的心臟帶來一場交感神經風暴。現在，這兩種機制也都被發現與章魚壺心肌症有關。至於哪一種機制居於主導地位，主要取決於壓力出現後經過多久時間。壓力事件發生之初，交感神經帶來的影響最明顯（心律不整、血壓升高），至於副交感神經的影響（心跳減緩、血壓降低）則是要等一段時間後，才會居主導地位。

值得注意的是，章魚壺心肌症也可能發生於令人開心的事件後，但心臟的反應似乎有所不同，比如說，膨脹的是中段部位，而不是底部的心尖。不同的情感影響為什麼會造成不同的心臟變化，至今仍是一個謎，但我們已經認知到，就算我們的情感不是眞的存在於心裡，實際上的心臟仍會以令人驚訝且神祕的方式，與隱喻之心互相疊合。

第 2 章

那位沒有名字的人

六顆行星繞著太陽運轉，彷彿繞行著自己的心臟般，並為太陽賦予動力，也從太陽汲取動力：就像生命環繞著心臟，也滲入心臟。

——波墨（Jakob Böhme），德國神學家，《人的三重生命》（一六二〇）

大體教我的事

我待在聖路易的頭幾天，天氣無比悶熱潮濕；衣服像保鮮膜般貼在皮膚上，空氣則像黏稠的蛋白霜。這使得醫學院的解剖實驗室成了十分吸引我的避難所：既冰冷又乾燥，有著石灰岩地板與挑高三米六的天花板，實驗室中央還有一個配備了好幾個水龍頭的巨大洗手檯。我們每週有三天上午會穿著綠色刷手衣，聚集在這裡洗手，就像動物聚集在水坑。實驗室一角掛著一具塑膠骷髏，有如滑稽恐怖片裡的道具。待在無菌室的低溫裡，我忍不住想像它的牙齒會開始打顫。

我們還要兩年才會到醫院進行臨床實習。在那之前，我們只能練習大體解剖。我們使用的大體很快就會處於各種不同支解狀態，重要維生器官浸泡在裝滿福馬林的桶子裡，就放在地板上。不過，在八月學校開學的頭幾天，那些大體會擺在那裡沒人動。

我的大體擺在一張輪子都已經生鏽的金屬擔架床上，裹在一只白色塑膠袋裡頭，袋子裡裝了一些略帶紅色的液體。他的胸部塌陷、皮膚呈淡褐色，肚子渾圓凸出、全身赤裸，只有雙腳套著看起來有如嬰兒鞋的小小襪子，還有一塊布遮蓋住臉。那塊布每隔一陣子就會滑落，露出平靜的死亡面容。這個人過世時年約八十五歲，相貌有點像原始人。頭髮稀疏，還有旁遮普人的鷹勾鼻，以及粗糙又滿是皺紋的臉頰。他的舌頭有部分垂在外頭，使得表情看來帶著些困惑。黃色的牙菌斑覆滿了他的門牙，與他毫無血色的皮膚頗爲相配；眼瞼上有一點一點、看似發霉的斑點，皺縮的身體有著不自然的凸起，從塑膠袋底下顯現出來。

「解剖」（autopsy）的意思是「親眼檢視」，而這正是我們必須做的事情。不過，在我們開始之前——在我們把手術刀擱上大體的皮膚前，我們那位綁著馬尾的解剖學教授要求我們先進行一項練習。他問我們：透過觀察外表，我們能對大體做出哪些推測？有哪些線索能夠顯示大體過著什麼樣的生活，或是怎麼死的？

我眼前這具大體最明顯可見的一點，就是他活了很久。手術疤痕——最醒目的是胸骨中央一條長長的疤痕，很明顯是開心手術留下的痕跡——顯示他生前享有醫療照護。指甲甲床很乾淨，表示他的經濟狀況不錯，至少足以讓他把自己照顧好（或是付錢請別人照顧他）。布滿老繭的雙手通常是藍領工作者的特徵，但大體的雙手柔細光滑；至於他胃裡的餵食管，表示他人生最後的日子過得相當辛苦，可能是在安養院或其他某種全日照護機構裡度過。他四肢水腫的現象顯示他罹患鬱血性心衰竭。至於腹部凸出呢？可能是裡面裝了心律調節器。

這是一項迷人的練習，提醒我們這些有志成爲醫師的學生，在致力於理解大體如何死去的同時，也不忘想想他們生前可能過著什麼樣的生活。教授指出，在你切割他們的同時，也要想著他們的人生。我提醒自己做到這一點。

從我們初次見面起，這具大體就一直令我大惑不解。他是南亞人。在我所成長的這個文化裡，極少有人會把自己的大體捐贈做爲科學使用，因爲遺體理當屬於他們心愛之人所有。我這具大體的主人，在臨終前做出生命最後的決定時，很可能違反了他的家人、子女，甚至是妻子的期望。爲什麼？我不禁納悶。當然，我永遠不會知道原因，但儘管如此，我還是對眼前這具大體產生一種投契的感覺。教授指出，這些大體可能會讓我們想起自己認識的人，也許是一名好友或去世的親戚；或者，也有可能是一位只存在於古老故事裡的祖父。

那個學期，我覺得自己和祖父比過去任何時候都要親近。我實在很難不把他和大體互相比較。他們都是印度人，出生的時間可能差不多，而且也可能都是同一種疾病的患者。不過，他們至少有一項很大的不同：其中一人得享天年，至少超過了平均壽命；另一人則是驟然離世，留下一個頓失依靠而徬徨失措的家庭。其中一人的生命過早畫下句點：我的祖父沒有機會看到我爸爸上大學，也沒有機會看到他成爲一位成功的植物遺傳學家。另一人則是活到了老年——有部分是受益於他居住的地方得以享有非凡科學進展帶來的果實，而且那些進展有許多都率先出現在美國。從某方面而言，他的人生還沒結束：藉著成爲培育下一代醫師的「實體教材」，他持續對後世產生影響。

我發現，這具無名大體最值得注意的一點，並不是他爲什麼死了，而是在其他人的生命不免突然終止的情況下，他如何還能活那麼久。

雖然我羞於承認，但在剛開始的那幾個星期裡，我大多是看著別人解剖。一看到大體，我就忍不住感到噁心，至於我那些愛聊天的同學，雖然都像法醫般仔細檢視著大體，但無助於減輕我自從那次青蛙實驗以來，就對解剖所懷有的不安。因此，我站在一旁，從其他人穿著綠色刷手衣的身後，探頭望著那個在燈光下閃閃發亮的印度人。

沒過多久，他身體的各個結構都被釘上不同顏色的大頭針。我想像他在醫院度過的那段痛苦的臨終時光：浮腫的雙腿、積水的肺部，在鬱血性心衰竭帶來的死前喘息開始出現之際，雙眼直直盯著窗外。我想像他緊抿嘴唇，試圖抗拒護理師將含有藥物的巧克力布丁硬是塞進他嘴裡，而背景裡的電視螢幕則低聲播放著一部關於英國東印度公司的紀錄片。當那苦甜參半的甜點滑進他嘴裡時，他必定皺起眉頭，並對護理師們的批評感到滿心厭惡，因爲和昔日的自己相比，現在的他可說只是一具空殼。「我希望你爸有一天也會遭遇你加諸於我的這種痛苦。」我可以聽到他這麼說。

終於上到心臟解剖的時候，我堅定了自己的決心，然後挺身而出。這是我已經等了大半輩子的機會。解剖學手冊的指示簡短而生硬：「拿一把手鋸，切開胸壁。」大體肋骨上方的皮膚就像潮濕的皮革，我們得團隊合作，才終於切開它。

打開胸腔後，我們首先看到的不是心臟，因爲它藏在肺部後頭。人體的外表雖然對稱，但內部構造卻非如此。舉例來說，左肺只有兩片肺葉，右肺卻有三片（左肺的中葉在胎兒發育過程中萎縮，原因是心臟占用了這個空間）。眼前這具大體的兩肺都布滿了黑點：我猜是抽菸留下的焦油，也有可能只是居住在城市所造成的結果。感覺他的肺像是吸飽了水的海綿，但用力擠壓卻沒有液體滲出來。由軟骨構成的呼吸道雖硬，但還是可以彎曲，就像雞骨頭的末端一樣。

這具大體的心臟和祈禱時交握的雙手差不多大，占據了胸腔中段大部分的空間，從胸骨到脊椎，再向下延伸到橫膈膜——把胸部和腹部隔開來的一層肌肉（每當你吸一口氣，靠在橫隔膜上的心臟就會稍微下降）。心臟的形狀就像是個削去一頭的橢圓形球體，又像是一座低矮的火山斜立著。心臟的肌肉，也就是心肌，非常硬。由於心肌是利用能量鬆弛，而不是收縮，所以人死後，大體的心臟立刻就會進入屍僵狀態。心房是位於心臟上方、用於收集缺氧血的腔室，位在心室這個肌肉發達的幫浦腔室後方。四個腔室中，右心室的位置在最前方，呈新月形。教授告訴我們，將來如果要在病患的胸部插針抽取液體，那麼右心室就是我們會刺到的第一個腔室。

用剪刀剪個幾下後，我們把心臟從周圍的米白色骨架裡取了出來。一名實驗室夥伴把心臟放在大體的前臂上。「這個人『心胸坦蕩』。」他說。我把這個器官像魔術方塊似地抓在手裡，將手指插入血管壁很薄的中央靜脈。我一直忍不住覺得這顆心臟只是一塊肉，一件橡皮玩具。左心室的心室壁很厚，是高血壓的跡象。右心室內部充斥了密密麻麻的肌肉纖維。在這團混亂纏繞中，或許有什麼故事，但我看不出來。等到我們把所有腔室都切開後，這顆心臟的顏色和質地看起來已經像是煮過的牛肉。

在那之前，這具大體的確切死因一直是個謎。他的肋骨很細，又滿是受損的痕跡，所以我們這一組裡有些人猜他死於那種會毀壞身體的疾病，例如肺結核或癌症。不過，當我們終於解剖完他的心臟後，答案揭曉了。把血液從心臟帶往身體各處的主動脈塞滿了硬化的膽固醇斑塊。我們切開左冠狀動脈時，手術刀一直受到細碎的微粒干擾。動脈內部有條深褐色的血塊，是動脈粥狀硬化斑塊破裂的地方。凝結血液的血小板湧向損傷部位，聚集起來形成血栓堵住動脈，導致心臟病發以及組織壞死❸。我的祖父當初可能也是死於這種機制，而且我擔心這種機制將來還會奪走我家另一名男性成員的性命。這

❸不同於肝臟等其他次要器官，心臟細胞不會大量再生。心臟細胞一旦死亡，就會被巨噬細胞吞食，再由結痂組織取而代之。

讓我不禁覺得，動脈裡的那些粗糙雜質烙印著這具大體的失敗與憂傷。

切開後的胸腔再次提醒了我們，所有哺乳類動物的生命都受到同樣的基本架構維繫。缺氧血從右心房經由三尖瓣這個單向閥門流入右心室，再由右心室把這些血液送入肺部。接著，充氧血從肺部回到左心房，再通過另一道稱爲二尖瓣（又名僧帽瓣，原因是它形似主教的頭冠）的閥門流入左心室，再由左心室送入主動脈，輸送到身體各處。血液最後會匯集於下腔靜脈與上腔靜脈這兩條大靜脈，流回右心房，再通過三尖瓣流入右心室，不斷重複這樣的循環。

人體循環的科學曙光

這套對於所有哺乳類動物而言都不可或缺的系統，直到十七世紀初期才被發現。在人類歷史上的大部分時間裡，心臟的生物功能向來都是個謎。一萬年前，歐洲的克羅馬儂獵人知道有心臟的存在，所以他們在洞穴的石壁上刻出心臟的圖案，卻不曉得這個器官有什麼功能。七千年後，古埃及人對心臟存在的目的提出了深具先見之明的理論；當

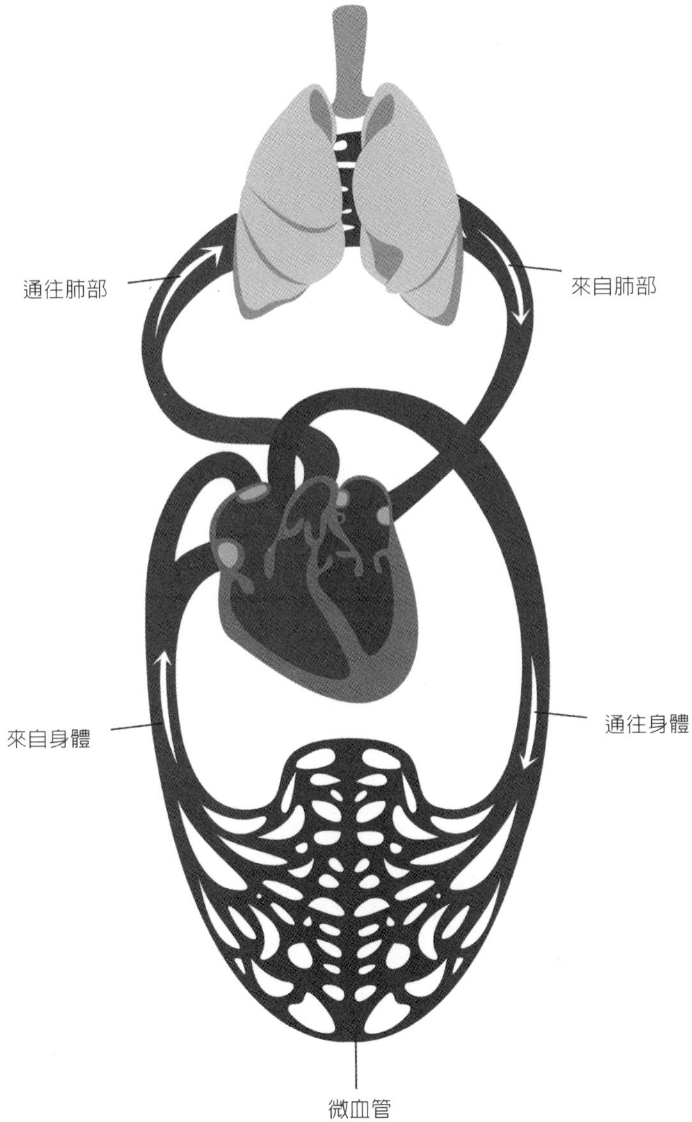

哺乳動物的循環架構（繪製者：Liam Eisenberg, Koyo Designs）

然，他們認為心臟是靈魂的棲息處，但〈埃伯斯草紙醫典〉（Ebers Papyrus）這份經典文件也把心臟描述為血液供給的中心，並有血管通往各大器官。裡頭寫著：「手臂的動作、雙腿的移動、其他一切肢體的活動，都是遵奉心臟所思考並下達的命令。」三千年後，古希臘人對心臟的理解主要都是象徵性的。他們認為心臟位於身體中央，表示這個器官是生命與道德的核心。柏拉圖並指稱，心臟是個衛兵，是可朽靈魂中最崇高的部分，稱為「血氣（thymos）」，血液會透過它提出異常狀況的警告。實際上，這項說法直到今天仍有參考價值，在一定程度上可算是對戰或逃反應的精確描述。

希臘人依賴隱喻，試圖理解心臟的眞正用途。不過，他們充滿幻想的猜測後來無以為繼，原因是羅馬皇帝奧理略的御醫，同時也是第三到第七世紀的西方醫學巨人蓋倫，把植根於觀察與動物解剖的初步科學方法（但仍然仰賴象徵）應用在人體循環的問題上。他曾對受傷的競技場鬥士動過手術，也曾對貓、狗、綿羊與猪猁等各種動物進行活體解剖（因為當時禁止人體解剖），並透過藉此得到的結論提出一套架構，認為肝臟會把食物轉變成血液，這些血液便會如同灌溉溝渠裡的水，單向流往身體各處，一一被吸收或消失，而不會再度受到使用。

在蓋倫提出的這種架構裡，血液從肝臟被吸入右心室，分隔左右心室的隔膜中有個隱形孔洞，再從那裡流入左心室。他認為，血液流入左心室後，就會獲得「生命精神」的挹注。接著，左心室會像火爐一樣發熱，促使血液透過肉管循環到身體的其他地方。蓋倫寫道：「在硬度、張力、整體力量以及對於傷害的抵禦上，心臟的纖維遠遠勝過其他一切身體部位，因為沒有任何一件工具會像心臟那樣從事如此持續不斷地辛苦工作。」

在西方，蓋倫的理論被認為是心血管解剖學，乃至所有人體解剖學的最終結論。整個中世紀，他的著作就像《聖經》一樣，完全不受質疑。所有人都聚焦於他的結論，而不是那些結論所奠基的觀察（更何況，他的觀察往往十分貧弱）。雖然他的推論常常不太正確，而且採取比喻方式陳述，諸如灌溉田地的水、加熱管線的火爐等，但藉由仔細測量以支持或推翻某項主張的這種科學方法，在當時尚未深入人心。總之，觀察結果如果不符合蓋倫的學說，就會遭到排擠和漠視。

說不定，波斯那邊有對心臟更先進的理解。一位出生於敘利亞、在大馬士革接受醫學教育，後來移居開羅的波斯醫師納菲斯（Ibn al-Nafis），在一二四二年撰寫了《解剖學評論》一書。《解剖學評論》是「伊斯蘭醫學黃金時代」的其中一項巔峰成就，納菲斯在書中指稱，心室透過冠狀血管接受滋養，而非蓋倫所說、由存放在心臟腔室裡的血液獲得滋養；脈搏則是來自於心臟收縮，也非蓋倫所主張、來自於動脈本身的收縮力。或許最重要的是，納菲斯斷言兩個心室間的心室壁沒有孔洞。「這兩個腔室之間沒有通道，因為心臟的物質在這個部位完全固實，不像有些人以為的那樣有可見的通道，也沒有蓋倫聲稱可供血液傳輸的隱形通道。」

雖然這些洞見基本上正確，但納菲斯的著作卻沒有流傳到歐洲，而且幾乎遭人遺忘。直到一九二四年，才有一名研究生在普魯士國立圖書館發現這部著作。由此可知，心臟的運作在西方一直是個謎，正如伊斯蘭神祕主義者安薩里（al-Ghazali）所言：「比黑色螞蟻在黑夜裡的黑色石頭留下的腳印更隱匿不顯。」

所幸，在近代科學出現前支配整個歐洲思想的生機論❹，後來被文藝復興取代，調查與理性也因此受到更多重視。在這個時期裡，對心臟知識貢獻最多的莫過於達文西，而且應該沒有別的思想家比得上。達文西認為，心臟是「至高上帝發明的一件令人讚賞的器具」。在達文西繪製的數百幅解剖圖當中，有許多都聚焦於心血管系統。他最早的習作描繪的是豬和牛，但他也解剖了自己從佛羅倫斯與羅馬的醫院收集而來的人類屍體，共約三十具，從嬰兒乃至百歲人瑞都有。

達文西和他的前輩一樣，也利用自然現象和比喻闡釋心臟的運作方式。舉例來說，他觀察到沖激河岸的水流會造成河道蜿蜒曲折的模樣，於是藉著這個比喻來假設血管也有類似的情形。達文西以玻璃製作主動脈與主動脈瓣膜的模型，再利用染色的水探究血流的動態❺。他的解剖也爲血管疾病提供了洞見。「動脈與靜脈的外皮變得非常厚，以致緊縮了血液的流動。」他對於動脈粥狀硬化斑塊阻礙血流的情形提出了這項頗爲精確的描述。不過，他並沒有想到「持續循環」這種概念。

不到一百年後，我們可看到嘈雜的群眾聚在帕多瓦大學觀看公開解剖。這裡是歐洲解剖學的中心，設有全世界第一間解剖學教室，與可容納觀眾的階梯式座位；而可能是史上最偉大外科醫師的維薩里，正是在這裡工作。維薩里的畫像醒目地掛在我們位於聖路易的解剖學實驗室裡，他銳利的目光有如大祭司的眼睛，緊盯著我們的解剖活動。

身爲藥劑師的兒子，維薩里在少年時期就曾解剖大鼠和小狗。成爲學者後，爲了進行研究，他從帕多瓦城外的墳墓與納骨屋竊取屍體、把那些屍體藏在自己的大衣裡偷偷

---

❹ 生機論者認爲，生命有一種自我的非物質力量，能自我決定，無法以化學或物理方式來解釋。

❺ 亂流對主動脈瓣膜閉鎖的重要性，是達文西率先提出的觀念，但直到近十年才獲得證實。

帶回家，而且在未經防腐處理的情況下，藏在他的公寓裡長達數週之久。一名友善的刑事法官准許他觀看絞刑臺行刑，甚至把行刑時間安排在這位解剖學家方便出席的時候。在《人體的構造》這部出版於一五四三年（而且有可能是史上最受尊崇）的解剖學教科書裡，維薩里糾正了蓋倫對心臟的諸多錯誤認知——尤其是左右心室之間有一道充滿孔洞的隔膜這一點。維薩里正確推斷出血液要流到心臟左側，一定要通過肺部。但另一方面，他也進一步強化了蓋倫的若干錯誤結論，例如血液由肝臟製造、被身體吸收，以及心臟是一座火爐。

直到哈維這位傑出的英國解剖學家出現，蓋倫的循環理論才被徹底推翻。一五七八年出生於肯特郡的哈維，十九歲時取得劍橋大學的藝術學位，然後在二十多歲時到帕多瓦大學習醫。哈維雖然在一六一五年發現循環機制，卻等了十三年才發表這項結果。他爲自己的人身安全感到擔憂，因爲在當時，挑戰蓋倫的學說被視爲一種褻瀆。或許

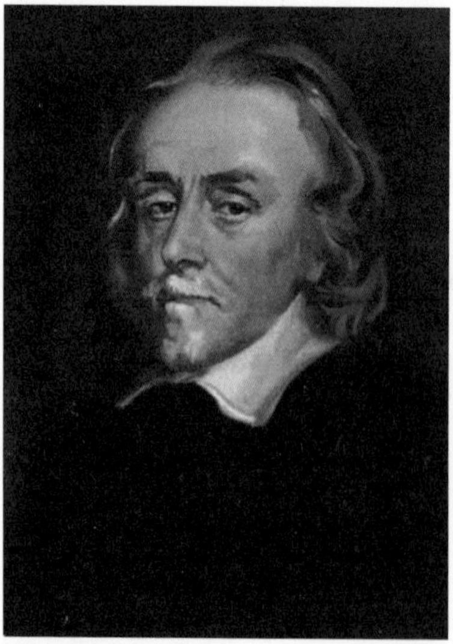

哈維畫像（來自Domenico Ribatti, "William Harvey and the Discovery of the Circulation of the Blood," *Journal of Angiogenesis Research* 1 [2009]: 3）

他害怕自己會落得和塞爾韋特（Michael Servetus）同樣的下場吧——這位神學家在四十二歲那年於日內瓦遭火刑處死，部分原因是他倡議了血液通過肺部的觀念。哈維寫道：「我接下來要針對這些血液的量與來源所提出的說法，帶有極為新奇且前所未聞的性質，以致我不僅擔心自己會因為少數人的妒忌而遭到傷害，更害怕我會淪為全人類的公敵❻。」

一六二八年，哈維五十歲那年，他出版了《心血運動論》這部以拉丁文寫成的專著。在這部著作裡，他為自己設定的任務，是「稍微更加深入探究（循環）問題；並思考動脈與心臟的活動不只發生在人類身上，也包括其他動物。」

他一開始便寫道：「我發現這項任務極度艱鉅……以致我幾乎不禁覺得……心臟的活動只有上帝能夠理解。」哈維決定研究魚類與青蛙的心臟，因為牠們的心臟收縮速度相當緩慢，有利於進行分析。他也對活人與死屍進行實驗。在一項簡單但巧妙的實

---

❻ 據說哈維後來曾對一名朋友表示：「你很清楚我先前研究所掀起的風暴。一般來說，能獨自在家增長智慧比較好。一旦發表自己費盡心力累積的知識，就有可能掀起風暴，導致餘生再也無從享有安詳與平靜。」

驗裡，哈維用布條綁住某人的手臂，藉此阻斷血流。接著，他稍微放鬆這條止血帶，好讓壓力較高的動脈血流可以通過，但靜脈血流通不過。手臂隨即腫脹起來，哈維因此推測：流經動脈的血液會經過肉眼看不見的連接通道注入靜脈，然後再流回心臟。這些連接通道的本質——我們今天稱之為微血管——是哈維一直無法解答的謎❼。不過，這點並沒有阻礙他提出自己的基本結論：心臟是具幫浦，而且血液不斷在一套封閉迴路中循環，從動脈到靜脈然後再回到動脈。

哈維的巨作不斷提及蓋倫的作品，但如同科學界經常出現的情況，這位學生也超越了他的老師。哈維用兩條縛帶綁住一條動脈的兩端，再將它切開，結果發現動脈裡只有血液，沒有蓋倫聲稱的空氣或精神，而哈維也以不屑的語氣稱之為「烏煙瘴氣」。至於蓋倫指稱心室隔膜中有微小的孔洞，可讓血液從右心室流向左心室，哈維則寫道：「唉呀，這裡沒有孔洞。這種事根本不可能❽。」如同在他之前的其他人，他也正確推斷出血流必須穿越肺部。根據哈維的計算指出，假設成人的心臟每跳一下，平均可輸出五十六毫升的血液（與實情大致相符），而且每分鐘跳動七十二下，那麼如果血液被身體當成營養素吸收，肝臟每小時就必須利用食物製造出約二三〇克重的血液，這很明顯是不可能的。因此，在哈維的架構裡，血液是養分的輸送載具，而不是養分本身。如同蓋倫與更早之前的自然哲學家，哈維也仰賴比喻式的推論。「心臟是生命的中心，是微觀世界的太陽，就像太陽本身也可稱爲世界的心臟一樣。」他寫道。不過，包括行星的運轉、水在地球上的重複使用在內，哈維的比喻顯然比較適合用來闡釋循環的問題。

哈維雖然解決了一個數千年來令哲學家苦惱不已的問題，但他最大的貢獻可能是以示範實驗來證明或推翻假說。加拿大醫師奧斯勒爵士（William Osler）在一九〇六年的哈維講座中針對《心血運動論》指出：「手的時代終於降臨：能思考、設計並且規畫的手，身爲心智工具的手，由一部樸實的小小專著重新被引介於這個世界，我們可以說，實驗醫學肇始於此。」不過，哈維雖然獲得了那些基本發現，卻從來不了解血液循環的目的。他想出血液如何循環，卻想不出爲何要循環。在他的著作裡，他指稱血液「回到其

---

❼ 微血管在三十年後的一六六一年被發現，當時義大利解剖學家馬爾比基（Marcello Malpighi）以顯微鏡觀察了青蛙的肺部切片。馬爾比基把青蛙稱為「自然的顯微鏡」，原因是青蛙讓他看見大型動物身上看不見的構造。他在著作中提及，大自然習於「在較低的層次從事一系列的嘗試後，再遂行其重大成就，也習於在不完美的動物身上勾勒完美動物的藍圖」。他接著指出：「為了解開這些謎團，我殺害了幾乎一整個族群的青蛙。」

❽ 透過實驗，哈維證明了肺動脈受到綁縛後，即使再對右心室注入水，也不會有液體穿過隔膜流入左心室。

源頭，也就是心臟這座身體的內部殿堂，藉此恢復其美德。」但那個「美德」是什麼？而且，靜脈血和動脈血為什麼會有顏色上的差異？這兩個問題的答案當然是相同的。不過，哈維和他的追隨者並不曉得紅血球攜帶氧氣的功能——實際上，他們根本不曉得有「氧氣」這種東西。這些發現還得再等上一百年。

今天，我們知道右心室會把血液送往肺部，而氧氣藉由肺部微血管內微小的氣囊添加於紅血球中。充氧血從肺部經肺靜脈流入左側心臟，然後送入主動脈，再經由越來越小的動脈流往身體各處，以滿足身體的新陳代謝需求。已經遞送了氧氣的血液透過微血管注入靜脈，接著流入上腔靜脈與下腔靜脈，然後返回右側心臟，再進行下一輪的循環。如果把人體內龐大的微血管網絡攤開、一一連接起來，可以繞行地球一周；而血管截面的面積總和更大到足以覆蓋幾座足球場。靜脈裡的壓力雖然相對較低，但右側心臟內的壓力更低，這使得血液能夠流入右側心臟的幫浦內。

肌肉發達的心室在電流刺激下收縮肌肉纖維並輸出血液。每一條肌肉纖維都由蛋白絲構成，這些蛋白絲會因為電流刺激而從彼此身邊滑過，使得心臟得以收縮再放鬆，擠空再填滿血液，並在動物的生命期間如此反覆進行數十億次。心臟產生的壓力是所有器官當中最高的，才得以驅動血液，讓它流經一系列越來越細小、像樹枝一樣分枝的動脈，以滋養體內每一個細胞。

血液只朝一個方向循環。單向瓣膜則預防了血液回流。瓣膜如果無法正確關閉，血液就有可能流往反方向，導致不必要的能量耗費；瓣膜如果無法正確開啓，則是會限制血液向前流動。在這兩種情況中，血流都不免遭到阻礙。解剖學教授對我們說了一段令人難忘的智慧之語：「一項心臟異常有時能抵消另一項異常，儘管可能並非完全相抵。」舉例來說，一個瓣膜如果無法開啓，血液就必須另外找路繞過這道阻礙。在正常的心臟裡，這樣的繞行路徑（比如腔室之間的洞口或是異常的連接）可能會造成嚴重後果；但在有病的心臟裡，卻可能減低病變。教授說，在人類的心臟中，負負有可能得正。

生命的終極禮物

在醫學院第一學期的結尾，某個一月的冰冷夜晚，我們依學校傳統，在醫院的十二樓爲我們的大體老師舉辦一場追思會（他們的遺骸會在典禮結束後火化）。四排長長的木椅上坐滿了人，並在昏暗的燈光下點起一根根蠟燭。典禮肅穆並遵循既定儀式，正適合這個莊重的場合。有些人上臺朗誦他們寫的詩，接著由一位牧師致詞，然後幾名學生唱歌或彈奏吉他。

我們的教授不像平常那樣戴著乳膠手套和藍色刷手衣，而是穿著一套筆挺的深藍色西裝，他走上講臺，發表了一段悼詞。「你們的捐贈者是誰？」他又問了我們一次。我們是否投注了時間，思考他們可能過了什麼樣的人生？到了這時候，我們已經解剖過他們身體中的絕大部分，但他們人生的最後這項舉動，將會長存於我們每一個人心中。教授提到，我們有責任確保他們提供的這份禮物——這份終極禮物——沒有白費。

我內心有股衝動，想上臺述說我爲我那具大體所想像的人生。他當初來到美國念研究所，是第二次世界大戰後的南亞移民潮中一位勇敢的先驅。在那之前，他也許從來不曾出國，生活範圍就是他位於旁遮普那幢屋頂上有著白色欄杆的灰色房子，以及擁擠的街道，還能看見農場動物在糞便的臭氣與車輛廢氣間來回遊蕩。他獲得一所美國大學錄取後，他的父親想必對自己逼迫兒子前往美國接受教育感到後悔。他父親心想，兒子一定會迷路，不記得怎麼回家；或者更糟的是，他可能再也不想回家。

我想對我的同學講述這麼一則故事，講述一個心碎移民的故事。這麼一則故事必定適合那天晚上的氣氛。但我卻改變了心意，坐在位子上沒有起身。

二十七歲那年，我認識了這位沒有名字的人。我處理了他的身體，把他的身體切開，再重組起來。我心想，自那一刻起，我在醫院裡犯下的每一個粗心錯誤，都會等於是打在他臉上的一巴掌；每一項成功，則都是對他的致敬，因爲他是我的第一位病患。他把自己完全交託給我，而且是全心全意。現在，我必須歸還他的身體，讓他平靜永眠。

第二部

機器

隨著心臟手術出現，
人體這個最後的器官終於落入外科醫師手中。

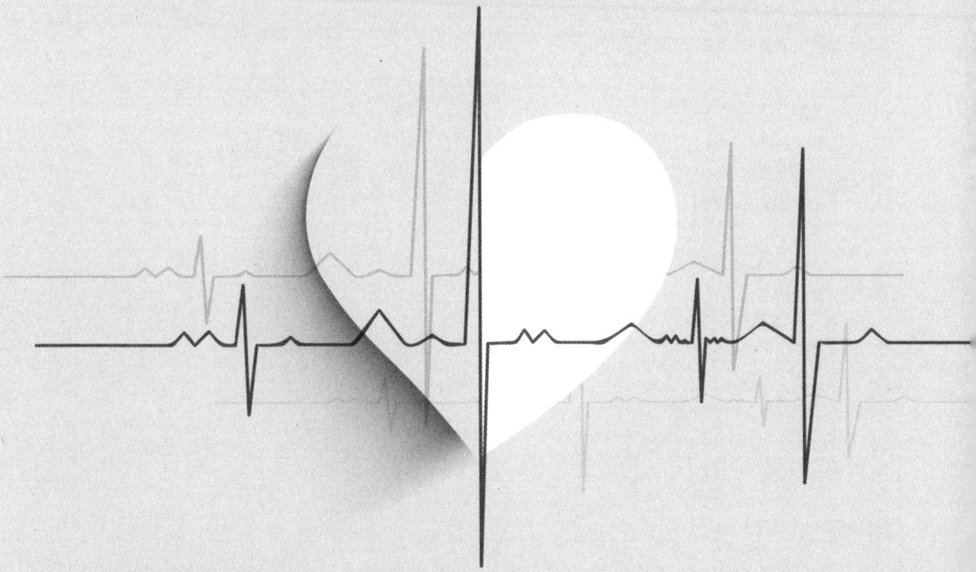

第3章

千鈞一髮之際

人無法懷著破碎的心活下去。

——法洛皮歐（Gabriele Falloppio），十六世紀解剖學家

歡迎加入心臟俱樂部

從我開始心臟科研究醫師訓練課程（也就是接受次專科的訓練）以來，我們對於該怎麼看待心臟一直沒有什麼疑問。儘管有各種隱喻，但是在論及疾病時，心臟主要是被視爲一具複雜的幫浦。在二〇〇一年七月一日的新生訓練，我們十幾個身穿白袍的研究醫師走進紐約市貝爾維醫院一間大禮堂，聆聽醫院人員說明我們在那一年要學習的各種

醫療程序。心臟超音波部門主任艾布朗森（Isaac Abramson）吹噓著心臟超音波的許多應用方式，指稱心臟科醫師可藉此做出過去需要侵入性手段才能做出的診斷。

身穿一件淺灰色粗花呢西裝外套的艾布朗森，是個作風老派的以色列人——就算用以色列的標準來看，也是個脾氣相當暴躁的人。他在一九七〇年代開創了一項基本上算是心臟超音波突破性的重要進展，之後也不斷藉此獲取榮譽。他曾對我說：「桑狄普，我要讓這些研究醫師覺得自己微不足道，根本不值得我花功夫記住他們的名字。」艾布朗森有些睿智的原則，而他在那一天和我們分享了他最鍾愛的一句至理名言：「一切取決於壓力差。」他鼓勵我們從這個角度思考血流、肺充血，乃至一切人間事務。

艾布朗森旁邊坐著個性拘謹的心臟超音波副主任艾施奇（David Asch），他自負的程度幾乎與艾布朗森不相上下，因爲他與大師一起工作，得以沾染對方的榮耀，所以在心裡也覺得自己有些了不起。至於這群人之中唯一的女性費爾德曼（Cindy Feldman），在她外表呈現出來的幽默感與誇張的藍色眼線底下，潛藏著驚人的臨床能力；研究醫師訓練課程副主任貝爾金（Richard Belkin），看起來似乎總是擔憂研究醫師的素質會影響別人怎麼看待他的工作表現。

電生理專科醫師坐在第二排。部門主任德雷斯納（Robert Dresner）充滿魅力。比較像是猶太拉比而不是醫師的他，談到奇妙的射頻燒灼術（radio-frequency ablation）——把發出輻射的導管從靜脈通入心臟，藉此治療許多常見的心律不整。坐在他身邊的是他的助理夏皮洛（Mitch Shapiro），一名犀利但說話粗俗的人，蓄著一撮修剪整齊的山羊鬍，外貌看來略微有些像狗。他總是以假坦率之名而口說粗言爲傲（「你說『發自內心深處』是什麼意思？『發自他媽的內心深處』這種話在法庭上完全沒有效力」）。就態度和舉止而言，夏皮洛像是一頭拳師犬。他們的同事哈伍德（Jim Harwood）是妝點門面的研究人員，獨自坐在一旁，也許想著他嘮叨多年卻從來沒人聽得懂（說不定連他自己也聽不懂）的細胞離子管道研究。

心導管檢查部門主任傅克斯（Sid Fuchs）是最後一位發言的人。傅克斯是個怪人；醫院裡傳言他住的套房被一套巨大的鐵道模型占滿。兩眼距離很近且眉毛高聳的他，看起來有如蓄鬍的老牌電影明星亞特．卡尼。「別管我的同事怎麼說。」在所有人發言過後，他對我們這些研究醫師這麼說，「歸根究柢，心臟病學主要就是管道問題。」

不論他們有什麼怪癖，我都深深仰慕這些醫師。我不確定自己和他們有多少相似之處，但我深知自己想變得和他們一樣。了解我的祖父如何過世、爲什麼過世，以及他的英年早逝對我父親、我的手足，還有我造成了什麼影響，這些與我決定接受心臟病學訓練的選擇密不可分。

此外，這個領域的發展也十分迅速，且令人興奮不已，感覺持續不斷跳動的心臟本身正是此一學科前進的動力。同樣重要的是，心臟相關醫療雖然必須付出大量心力，卻可由病患的具體收穫得到獎勵。不像神經內科醫師，他們雖精於診斷，病患在疾病治療上卻往往沒獲得什麼太大的成效。過去半個世紀以來，心臟科醫師一直站在科技創新的前線。這段黃金時期帶來了許多足以延長壽命的進展，包括冠狀動脈繞道手術、冠狀動脈支架，以及植入式心律調節器與去顫器。這個領域令人眼花撩亂的科技複雜度，反映在大多數醫師對治療心臟疾病所懷抱的戒慎恐懼。在治療糖尿病、腎衰竭或貧血等疾病上得心應手的醫師，就算只是看到心電圖上的輕微異常，也會向心臟科醫師提出諮詢。心臟可以在毫無預警的情況下瞬間奪走一條性命，速度比其他任何器官都還要快，就算是最有經驗的醫師，也不免惴慄以對。因此，取得心臟科研究醫師資格就像加入了一個專屬俱樂部，而令我難以置信的是，這個俱樂部竟接受我成爲其中一員。

當然，我很緊張，這也是每位新進醫師都應該要有的反應。心臟科醫師專精於因應緊急狀況，所以也擁有高壓的職場文化。神經科學有「反射弧」的概念，也就是一項具有威脅性的刺激有可能引發不經過大腦意識的反應。舉例來說，你如果看到前方那輛超速行駛的車輛突然亮起紅色尾燈，你的腳就會自動移到煞車踏板上。我擔心的是，身爲受訓中的心臟科醫師，我將需要培養出一套新的反射弧。

二〇〇一年夏季，在研究醫師訓練課程的頭幾個月，每個待命的夜裡，我都會有一段時間在客廳裡來回踱步，腋下濕成一片——不只是因爲冷氣故障的關係，而是我努力背誦著治療重大心臟急症的程序；雖然我人在家裡，但其實也和在醫院差不多。我經常回想起醫學院時期的一次經驗，是我在聖路易的第三年剛開始的時候、第一次內科臨床見習發生的事。

我當時跟隨的是內科學程的明星住院醫師。即將成爲心臟科醫師的大衛不但充滿自信、能力傑出，而且動作也很快。他是壓力越大越起勁的那種人。

一天下午，我們小組被叫進心臟內科加護病房。一位名叫艾柏特的病患剛送達醫院，他從幾個小時前就開始出現劇烈胸痛。他年約五十，滿身都是刺青，就是那種我不會想在深夜的停車場單獨遇到的那種狠角色，但他這時卻不停嗚咽，不斷上下摩挲著胸骨，彷彿想把痛楚擦掉。這很明顯是心臟病發，他也具備所有典型的危險因子：高血壓、高膽固醇，又是老菸槍。他的心電圖與血液檢查結果顯示出心臟肌肉血流供應不足的典型跡象。我不記得我們有沒有幫他進行檢查，但對這種最常見的心臟急症而言，理學檢查❾在診斷上並沒有什麼戲分可唱。

幾個小時後，我們又被召回心臟加護病房。這時的艾柏特痛得不停扭動，血壓也不斷下降。大衛請一名護理師再做一次心電圖檢查，並且要求一名實習醫師準備把一條導管插入艾柏特的橈動脈（把手放在腕部，所測量到的就是橈動脈的脈搏）。接著，他又要了一只插管盤，以便為病患裝上呼吸器。「量他的血壓。」他對我說。

身為醫學院學生，我只量過幾次血壓，而且對象主要都是我的同學。我小心翼翼地把加壓袖套裹在艾柏特的左臂上，然後充氣，再讓空氣慢慢釋出，同時把聽診器貼在他的手肘彎曲處。「血壓一百／六十。」我大聲說。

「檢查另一隻手。」大衛說。這時，他已經開始用碘皂搓洗艾柏特的手臂，準備插入動脈導管。我們這裡的騷動吸引了更多人過來。我把袖套套進艾柏特的右手臂，立刻充了氣，但洩壓的時候卻什麼也沒聽到。一定是哪裡弄錯了，我心想。我在許多人推擠著我的情況下又試了一次，結果還是一樣。「一定是太吵了。」我這麼對自己說，便不

---

❾指醫護人員透過五官、檢查工具等檢查病患身體狀況的方法。

再理會。我本來想請大衛自己測量看看，但他忙著做其他更重要的事。於是，我站到一旁，讓其他人接近病患，結果很快就被推到了外緣。

第二天早上，大衛在查房前攔住了我，一臉蒼白。「那傢伙有主動脈剝離。」他說。電腦斷層掃描顯示他的腹主動脈出現了螺旋狀剝離，而且一路延伸到心臟。「是夜班住院醫師發現的。他注意到兩條手臂有脈差，右手臂沒有壓力。」

我一語不發地聽著。脈差是主動脈剝離的典型跡象，但在前一天下午的紛亂中，我卻忽略了這一點。我原本想對大衛說當時測量血壓的結果，但終究沒說。艾柏特的剝離情形已變得極為嚴重，外科醫師說他絕對承受不了手術。結果，他在八個小時後死亡。

接下來的幾個星期裡，我一直忍不住覺得自己多少必須為艾柏特的死負起責任。如果我們在前一天發現剝離，那麼他至少還有救回一命的機會。但我終究說服了自己，認為他的死不全是我的錯。不過，我從此對心臟疾病患者戒慎恐懼。

心臟超音波做下去就對了

身為第一年的心臟科研究醫師，會在半夜接到呼叫的主因，就是要做心臟超音波檢查（利用超音波探頭掃描出心臟影像），因為住院醫師並沒有受過這種訓練。必須緊急進行超音波檢查的原因有很多，其中最常見的一個是為了檢查心包填塞：也就是「心包膜」這種包在心臟外面的膜狀組織裡累積了液體，從而擠壓心臟，阻礙心臟填滿血液的能力。心包填塞會對生命造成威脅，心包液或血液的迅速累積可能會立即造成心臟停擺。心臟一旦缺乏適當的充盈與排空，血流與血壓就會驟降，導致人體陷入休克（當初耶穌被釘在十字架上，被羅馬士兵以長矛戳刺肋間後，很有可能就是死於心包填塞）。

一七六一年，義大利解剖學家莫爾加尼論及血液流入心包膜、造成心臟擠壓的危險。他指出，冠狀動脈如果破裂，可能會導致血液湧入心包膜，擠壓所有腔室。這種情形造成的影響有多嚴重，則是取決於液體的累積速度。心包膜就像氣球。如果要對氣球吹氣，就必須以足夠的氣壓克服橡膠的張力。第二次吹氣球會比較容易，原因是橡膠已經擴張過。同樣的，液體緩慢累積會造成心包膜擴張，使它變得比較薄，也比較容易變形，導致內部的壓力減低。但另一方面，液體迅速累積的話，則有可能導致心包膜壓力迅速提高，壓迫心臟，甚至讓它塌陷，從而阻礙血流。這麼一來，就必須用針刺入胸部、插進心包膜裡抽出液體——我當時還沒有進行過這種治療❿。二〇〇一年夏季的某個待命夜，我在客廳裡來回踱步時，突然想到：心包填塞和我頭幾次的待命夜之間其實存在著一項奇特的相似性。我知道自己對緊急狀況的耐受度會提高，也知道經驗的緩慢累積終究能爲我帶來自信與勇氣。但在那之前，我還是滿心害怕自己負責的病患可能會在我手上送命。

資深研究醫師警告過我們，外科醫師可能會因爲極度薄弱的理由要求進行心臟超音波檢查。比如說，病人在手術後的血壓可能會略爲降低，此時外科醫師就會要求進行心臟超音波檢查，以排除心包填塞的可能。一名病患的肝酵素若有些微增加，外科研究醫師就會說這可能是肝靜脈鬱血（但可能性很低！）造成的，希望排除心包填塞的可能。如果你在這時候詢問對方病人的生命跡象，可能會發現心率和血壓都正常。這時，待命中且備感壓力的外科研究醫師就會坦承，自己只是爲了謹愼起見而提出這樣的要求。資深研究醫師敦促我們在這種情況下設法抗拒、提出質疑，或者哄勸對方：「老兄，不能等到早上嗎？」反正除了直接拒絕以外，無所不用其極——原因是直接拒絕可能會害你被炒魷魚。

在大多數夜晚，單是呼叫器隨時可能響起的預期心理就足以讓我睡不著，只能在床上焦慮不已地摩擦著雙腳，等待著無可避免的呼叫。屢試不爽的是，刺耳的呼叫器聲響總是會在我即將沉入夢鄉時響起。我不知道呼叫器響了多久，只知道這一夜終於揭開了序幕。我會強迫自己起床，放輕動作（以免吵醒妻子桑妮雅），然後趕快把渙散的意識收回來，再悄悄走到客廳回電。

我第一次接到呼叫，是為了替一名罹患乳癌的婦女進行心臟超音波檢查，原因是她出現了急性呼吸短促的症狀。我一開始也先質疑了這項要求，詢問病患的生命跡象如何、她的血壓降低了多久，但那位外科研究醫師說話的語氣讓我覺得自己應該乖乖閉嘴趕快過去。於是，我套上刷手衣、抓起聽診器，在上衣口袋裡塞進一張二十美元鈔票、一枝原子筆還有醫院識別證，匆匆下樓到街上攔計程車趕往市中心。

在我所住的社區，凌晨三點是老鼠出沒的時間，一想到那些駭人的動物可能會從人行道上的垃圾桶跳出來，我就寧可站在空蕩蕩的街道中央。大部分的店面一片漆黑，只有零星幾扇窗子透出燈光。一輛超速行駛的計程車一看到我，立刻緊急煞車，好讓我搭乘。我們沿著羅斯福大道疾馳，如雲霄飛車般行駛在高低起伏的道路上；一下子鑽過橋

---

❿心包填塞是一種「最後一滴」現象：也就是心包膜裡只要出現少量的額外液體，即可能導致血壓遽降。所幸，心包填塞也是一種「第一滴」現象：只要抽出少量的液體，就足以恢復血流而救回患者一命。

梁底下，一下穿越隧道。水泥牆不停從兩側飛掠過，大都會的陰影映照在儀表板上，猶如培養皿中的菌落。

從遠處，可以看見羅斯福島上的高樓大廈散布著點點燈光，像是長了黃痘一樣，而那些高樓後方則是布魯克林大橋與下東區的煙囪。我在腦中想像著天亮後必須拿給艾布朗森醫師看的各種心臟超音波圖像。我還記得怎麼調整濾波器和掃描速度嗎？身為心臟超音波部門主任的艾布朗森有時候會很嚴厲。他在清晨會議上毫不留情的質問，已經導致了一位第一年的研究醫師暈眩倒地。

計程車司機在貝爾維醫院後面的空地讓我下車。這裡的老鼠比我家那裡的更大隻，毫無章法地四處奔竄，猶如被風吹得四散飛舞的落葉。醫院在無雲的天空下高高聳立，就像哥德式風格的飯店。我抬頭仰望著醫院建築，只能想像裡面有什麼生死攸關的狀況在等著我。入口處，身穿黑色皮夾克、戴著唇環的憤青們在人行道上或坐或臥。大廳裡的空氣很悶，而且略顯迷濛。我朝高大魁梧的警衛亮了一下識別證，接著便小跑步到二樓的超音波室拿了一罐凝膠，推著笨重的超音波機器，穿過空無一人的狹窄走廊，來到外科加護病房。

在清晨三點半醒著不睡感覺很奇怪。這是黑夜與白晝的過渡時刻，一切事物都應當緩慢活動，試圖加快速度簡直令人感到噁心。我推開外科加護病房的雙開門，彷彿走進了賭場，只見裡面滿是閃爍的燈光、吵雜的鈴聲，以及許多迷失的靈魂。家屬或是在走廊徘徊，或是坐在病床邊陪伴病患。略帶療癒感的消毒劑與爽身粉氣味飄散在走廊上。我把頭探進會議室，找那位外科研究醫師。會議室裡滿是列印出來的資料、X光片，還有前一晚晚餐遺留下來的垃圾，但沒有醫師的身影。我拖著腳步走到護理站，看到一名年輕女子正把資料輸入進電腦。她連頭都沒抬，伸手指向加護病房一角的某個房間。

我把超音波機器推進病房，放在病床與一部不停發出刺耳聲響的心臟監測器之間的狹小空間。病床上的女子帶著頑固的表情，似乎努力不讓自己露出恐慌的模樣（儘管她很明顯地深陷其中）。短髮一撮撮地雜亂豎在她的頭皮上，就像剛長出來的草。雖然她的目光不停來回游移，像個害怕的孩子，但她卻堅稱自己還好。我從病床上方的監視器得知，她的血壓極低。

身體會透過幾種機制補償血壓迅速降低的情形（也就是「休克」）。交感神經與副交感神經的活躍度會分別提高與降低，使心跳加速、心臟輸出量增加。鹽分與水分會再度被腎臟吸收。細小的周邊動脈緊縮，減少血液流往皮膚與骨骼肌等非必要的身體部位，而盡量流向重要維生器官，例如心臟、腎臟與大腦。肺部的氣體交換無法正常進行，導致血液的酸度提高、呼吸加快。

這些變化似乎全都同時發生在這名病患身上。在偏黃的燈光下，她的臉色顯得蒼白，簡直跟骨頭一樣。她的心跳聽起來就像馬匹疾馳的腳步聲。她靜默不語，原因是她沒辦法同時說話和呼吸。我把超音波探頭放在她裹著繃帶的胸部——動手術切除乳房腫瘤的部位，結果連我都看得出來，她的心包膜內累積了大量血液，讓心臟看起來就像一頭被困在小水塘裡的動物，和被里克特丟進水罐裡的大鼠一樣，掙扎著想脫身；右心室已被壓得跟一片煎餅沒兩樣。終於看見我害怕的東西並直接面對，幾乎讓我鬆了一口氣。我跑出去告訴那位外科研究醫師，於是他立刻套上無菌手術衣，並要求我站到一旁讓出空間，但還是待在病患身邊，以便將探頭維持在定位，利用超音波引導引流針。

護理師把無菌罩蓋在病患身上，醫師則撕開了一組手術器械的包裝。那名女子靜靜躺在無菌罩下，一動也不動。她如果不是非常合作，就是已經陷入休克。利用利多卡因這種局部麻醉劑麻醉了胸骨下方的皮膚後，醫師把一根長十五公分的針插了進去，在超音波的協助下，把針頭直接刺向心臟。

前面提過，右心室位於胸腔的最前方，只受到心包膜和一層薄薄的脂肪保護。我想起解剖學教授對我們說過的話：如果有一天我們必須用針刺進胸壁，右心室就是我們會刺到的第一個腔室。在超音波螢幕上，針尖刺入了心包，形成一個帶著白色光環的影像，就像一片迷濛的黑色海洋中的一顆白色太陽。醫師把針筒的推桿往後抽，紫紅色的液體隨即湧入塑膠針筒內；即使醫師把針筒從針上拆下來，血液仍然不停流出。接著，他把一根導管裝在針頭上，連接到引流袋，並立刻固定好。不到幾分鐘，無菌單就掀了起來。在我看來，病患已經恢復了血色。隨著那些摻血的有害液體流入引流袋，她的血壓也幾乎回歸正常。

只要再晚個幾分鐘，例如和那位醫師爭辯或等計程車，那麼這名女子必定會沒命。那位外科研究醫師是個很親切的印度人，他對我十分感激。原來他自己小時候也動過心臟手術（他拉低刷手衣的領口，露出胸骨頂端一道略顯蒼白且不太清楚的疤痕）。那一夜之後，我們便處得相當融洽，彼此之間產生了一股親切感——這種情形在教學醫院很常見，源自於共同面對可怕狀況的經歷。那是我第一次遇到一顆處於緊急狀況的活跳跳心臟，而至少在接下來幾個月裡，我都不曾再對要求心臟超音波檢查一事提出過質疑。

終於將手術刀伸入心臟

一九五〇年代初期，心臟科醫師埃德勒（Inge Edler）與物理學家卡爾．赫爾穆特．赫茲（Carl Hellmuth Hertz）於瑞典的隆德大學發明了心臟超音波。他們先是到船塢研究聲納，想出超音波既然可以用來看見五百公尺外的船隻，那麼只要能改變穿透深度，說不定也可以用來看見心臟。於是他們製作了一個原型探頭，放在埃德勒胸前，雖然他們一開始不知道自己看見的是什麼，但認得出來那是跳動的心臟。一九五四年，他們發表了第一篇心臟超音波論文，標題是〈利用超音波反射儀持續記錄心壁運動〉。一九六〇年代中期，菲根鮑姆（Harvey Feigenbaum）率先利用超音波研究心包液累積現象。不久之後，心臟超音波就廣泛用於定位液體聚集處，協助外科醫師確認該把引流針刺向何處。超音波使得心包填塞的治療程序幾乎固定下來。而事實上，在研究醫師訓練課程開始幾個月後，我就不再覺得心包填塞有什麼大不了。

不過，在早期的手術室裡，心包填塞卻是非常大條的事情，而這也是一八九三年夏季某個革命之日的驅動力：芝加哥勤儉醫院的外科醫師丹尼爾．黑爾．威廉斯（Daniel Hale Williams）在當時認為是史上第一次的開心手術中，引流了創傷造成的心包填塞。手術檯上的傷患是二十四歲的科尼胥，他在酒館裡的一場衝突中，被人拿刀刺進胸膛。一輛救護車把他載到醫院時，他正在大量出血。威廉斯在除了聽診器、別無其他診斷儀器的情況下（X光還要過兩年才會被發明出來）對他進行檢查。刀傷略偏胸骨左側，正好位於右心室上方。威廉斯原本以為只是表層刀傷，但隨著科尼胥開始出現嗜睡、無精打采和低血壓等心包填塞與休克的跡象，威廉斯知道自己必須採取行動。

從威廉斯的貧苦人生來看，絕對難以想像他生命中竟會出現這個開創新時代的時刻。父親是理髮師，但在他十歲那年就因肺結核去世。威廉斯於是被送到巴爾的摩，寄住在父親一位世交的家裡。基本上都靠自學的他打過各種零工，先是成為鞋匠的學徒，接著成為理髮師和在遊湖船上彈吉他的樂手，最後才決定學醫。他來到芝加哥，擔任外科學徒，後來終於在芝加哥醫學院（西北大學醫學院的前身）完成訓練。他在芝加哥南區自行開業，也擔任一家孤兒院的醫師，並且成為該市鐵路系統醫院的第一位黑人外科醫師。

祖先曾是奴隸的威廉斯與平等權利聯盟合作，這個黑人民權組織在美國重建時期⑪與其後都相當活躍。他在一八九一年創立勤儉醫院，這是全美第一家可供年輕黑人醫師與護理師工作的種族融合醫院，位於庫克郡一幢三層樓的紅磚建築裡。這家醫院受到社會改革者弗雷德里克・道格拉斯（Frederick Douglass）的支持，在擁擠的慈善醫院外，爲芝加哥黑人提供了另一個醫療處所。

在一八九三年的那個夏日前，極少有人嘗試對活人的心臟動手術⓬。在當今這個以侵入性心臟治療居醫學尖端地位的時代看來，這件事雖然顯得難以理解，但心臟在二十世紀初始前，基本上是醫師的禁區。包括大腦在內，所有的主要人類器官，都已有醫師動過刀，心臟卻獨樹一格，受到比心包膜還要厚上許多的歷史與文化禁忌所保護。

過去曾在動物身上施行過心臟外科手術；哈維本身則是早在一六五一年，就曾把導管插入一具人類大體的下腔靜脈，但在活人身上縫合這個跳動的器官，卻被視爲不可能的事情。「在所有臟器當中，只有心臟無法承受傷害。」亞里斯多德寫道，原因是當時相信，心臟受傷是不可能治好的。充滿血液的心臟一旦流血，就會流得非常快。心臟似乎無法與血流隔離開來，所以也無法進行仔細的縫補。

蓋倫也指出，競技場鬥士的心臟一旦受傷，必死無疑。「心臟的腔室一旦遭到刺穿，他們就會當場死亡，主要是因爲失血過多；如果是左心室受傷，會死得更快。」因此，一直到十九世紀初，對於導致積液與心包填塞的心臟損傷所指定的治療方法，仍是徹底靜止不動和利用水蛭吸血。不意外，超過九〇%的病患都不免死亡⓭。面對這麼高的死亡率，著名的維也納教授暨外科醫師畢羅氏⓮在一八七五年寫道：「在我看來，心包（引流）這種手術，非常近似於某些外科醫師所謂的濫行手術與瘋狂行徑之類的干預手段。」但他接著指出：「未來的世代可能會有不同的看法。」

畢羅氏不必等到一個世代之後。早在十九世紀末，心臟手術的禁忌就已逐漸消失。一八八一年，外科醫師約翰．賓漢．羅伯茲（John Bingham Roberts）在布魯克林解剖學與外科學協會宣告：「藉由心包切開術取出血塊，甚至縫合心肌，讓心臟的傷口能獲得治療的時代可能即將來臨。」一八八二年，德國醫師布洛克（M. Block）表示，自己在刺傷兔子的心臟後加以縫合，結果那些兔子都活了下來，並認爲類似的技術也有可能在人類身

⓫ 指一八六五年至一八七七年，在南方邦聯與奴隸制度一併被摧毀後，試圖解決南北戰爭遺留問題的時期。

⓬ 據說戰場上有過零星的嘗試，但可能都不成功。鮮為人知的聖路易外科醫師道爾頓（Henry Dalton）經常被指為最早縫合心包的醫師。他在一八九一年對一名刀傷患者施行這項手術，但這項成就沒有獲得廣泛報導。

⓭ 一八六八年，費雪（Georg Fischer）分析了四五二件心臟受傷病例，結果發現存活率只有一〇%。

⓮ Christian Albert Theodor Billroth（一八二九～一八九四年），德裔奧地利籍外科醫師，現代腹部外科的奠基人，也是第一位完成全胃切除的外科醫師。

上奏效。在紐約，外科醫師埃爾斯伯格（Charles Albert Elsberg）指稱他的動物實驗「似乎顯示，哺乳類動物的心臟能承受的操弄，遠多於過往的猜測」。

夾在他們之間的即是威廉斯。這位愛現的外科醫師雖然不知謙虛爲何物，膽子之大與技術之高卻令人不得不服。他在職涯後期任職於霍華德大學時，因爲常在週日下午邀請一般大衆到醫院裡觀賞他動手術而廣爲人知。「當時的黑人民衆還不習慣黑人醫師，也還無法完全信賴他們。」人類學家科布（W. Montague Cobb）指出。「許多人害怕踏進醫院，任何醫院都一樣。」科布接著表示，「威廉斯醫師（爲了）對抗這種非理性的恐懼，採取了最大膽也最極端的做法。每週有一天，他對大衆敞開手術室大門，等於在說：『來看我們工作吧，看看這裡的環境，這樣你們就知道，根本沒什麼好怕的。』」

不過，科尼胥可不是刻意挑選出來的公開展示病例。一八九三年那個炎熱的日子裡，威廉斯在科尼胥胸部切開一道十五公分的開口時，完全不曉得自己會看到什麼。肋骨內側，一條被割裂的動脈不斷淌著鮮血，於是威廉斯用羊腸線把它縫起來。手術室裡跟三溫暖一樣熱，助手擦拭著威廉斯額頭不斷流淌而出的汗水。但是當威廉斯正準備縫合胸部時，發現那把刀其實刺得更深，在心包上戳了一個直徑約〇．二五公分的小洞。在沒有時間深思的情況下，他又要求了羊腸線和針，把心包的傷口縫合起來，小心翼翼地隨著心臟的跳動移動手上的針，有如跳著某種外科探戈。他注意到右心室也有個小傷口（在心肌上），但那個傷口的表面凝結了一塊深色血塊，已經不再流血，因此威廉斯決定不予理會。

幾天後，科尼胥的傷口再度出血，於是威廉斯把他帶回手術室，以便取出更多血塊。傷口終於癒合，科尼胥也逃過了敗血症這種當時的術後最大殺手。八月三十日，在被刺將近兩個月後，科尼胥走出了醫院。在此之後，除了再度捲入過幾場酒吧鬥毆，他過了個相當尋常的人生，甚至還比救治他的外科醫師多活了十二年。

我們現在已經知道，威廉斯進行的並不是史上第一次心包手術。在他施術的前十年內，很可能已有三人施行過這種手術，但沒有受到廣泛報導。幾乎可以確定，威廉斯對那些手術一無所知，而且大部分的病患也都在手術後不久死亡。威廉斯宣稱自己從事了「紀錄當中首次成功或不成功縫合心包的案例」，這項舉動很有效地揭開了心臟的神祕面紗，並倡導了「心臟是一部可修理的機器」這種概念，功勞不亞於歷史上的任何一位醫師。

威廉斯因此享譽全球，而這項成就又因爲他是生活在《吉姆．克勞法》⓯種族隔離時代的黑人，而更加了不起。一八九四年，他搬到華盛頓特區，獲得克里夫蘭總統任命爲自由人醫院的外科醫師最高主管——那是一所爲曾是奴隸身分的民衆提供醫療照護的醫院。他後來終究決定搬回芝加哥，度過了一段正直高尚又受人敬重的職業生涯，最後在一九三一年因爲中風併發症而去世。

威廉斯雖然常被譽爲「從事首度公開記錄的開心手術第一人」，但他其實沒有切到心臟。他只是縫合了心包，也就是心臟外圍的囊膜。第一位從事心肌縫合手術並讓病患存活下來的醫師，是德國外科醫師雷恩（Ludwig Rehn）。一八九六年九月九日，幾乎在科尼胥走出勤儉醫院的整整三年後，他爲法蘭克福一名二十二歲的園丁縫合了右心室上一道兩公分的撕裂傷。那名園丁叫做威廉．尤斯圖斯，走在公園裡的時候遭人拿刀刺進胸口。警方發現他的時候，他不但昏倒在地、失去意識，衣服上還滿是鮮血。他在天色仍昏暗的破曉時分被送到法蘭克福州立醫院。看起來傷口雖然指向右心室，醫師卻把他留在醫院裡觀察，因爲他們深知，心臟手術帶來的效益不比祈禱高多少。不過，很快就有跡象，顯示血液快速積聚於他的胸腔裡。尤斯圖斯開始發高燒，呼吸速率也提高到每分鐘六十八次（比正常多了六倍）。醫師利用樟腦刺激他，也使用了冰袋，但尤斯圖斯的狀況卻持續惡化。那天晚上，他的皮膚轉爲藍色，脈搏極度微弱，呼吸也越來越吃力，雷恩最後決定把他送進手術室。

一八四九年出生於德國阿倫斯坦的雷恩和威廉斯一樣，因年幼喪父之故而與親戚同住，只不過他的父親是醫師。與威廉斯不同的是，雷恩一發現自己必須縫合心肌傷口，很快地便把握了這個機會。他沿著尤斯圖斯的乳頭，在第四與第五根肋骨之間切開一道長十四公分的開口，並局部切開第五根肋骨，在這根肋骨仍連結於胸骨的情況下，往上拗折，以騰出空間施行手術。他發現右心室有個出血的傷口，心臟每收縮一下，就噴出血來。「看見心臟在打開的心包裡跳動，實在讓人感覺非常奇特。」雷恩寫道，「用手指加壓就能止血，但我的手

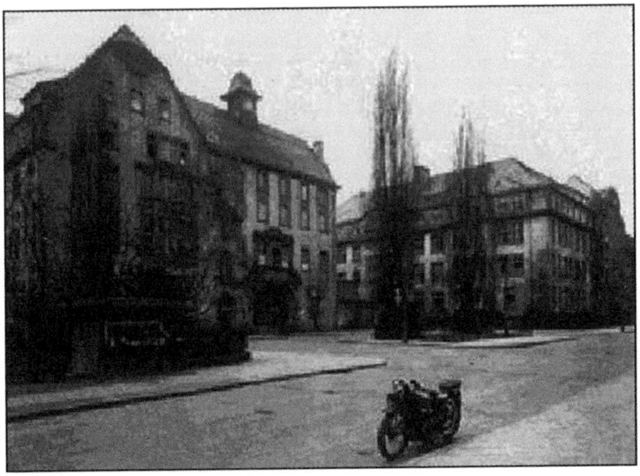

法蘭克福州立醫院，雷恩在這裡施行了世界上第一起成功的心臟手術（*Journal of Medical Biography* 20, no. 1 [2010]提供）。

⓯在一八七六年至一九六五年間，對美國南部及邊境各州有色人種實施種族隔離的法律。

指極易從快速跳動的心臟上滑開。」他把一根手指插進傷口裡，然後以三條極細的絲線縫合傷口。「看到針每刺穿一次，心臟就暫停一下跳動，令人深感不安。」他寫道。不過，心臟很快就「恢復了強力收縮」。縫合完畢後，脈搏顯得相當有力。雷恩把肋骨扳回原位，把皮膚與軟組織蓋回去，縫合後再用繃帶把胸部包裹起來。

在那個基本上還沒有消毒觀念的時代，死神手握的奪命器具通常不是鐮刀，而是體溫計。手術十天後，尤斯圖斯高燒至攝氏四十度、胸部的傷口流出膿液，感染了敗血症。於是雷恩把他帶回手術室，將膿液抽出。所幸，尤斯圖斯很快就退了燒，身體狀況也逐漸改善，並在一個星期後出院回家。

六個月後的一八九七年四月二十二日，雷恩在柏林的一場外科會議上描述了他的手術，宣稱「心臟修復的可行性已不再有疑問」。「我相信這個病例不會是個特例，心臟手術的領域也將會進一步獲得探究。」他接著又指出，「以前認定沒救的許多性命都將能救得回來。」雷恩在一本外科期刊裡撰文詳述了他的手術。他的用詞很謹慎，甚至帶點防衛性的語氣。因為不到十年前，偉大的畢羅氏才曾經宣告：「一名外科醫師如果嘗試縫合心臟的傷口，將會失去同僚的敬重。」也許感受到歷史的沉重壓力，雷恩因此寫道：「我不得不動手術。我別無選擇，因為患者就躺在我面前，即將流血而死。」

雷恩與威廉斯的手術開創了醫學界的新時代，終於把手術刀伸入人體內最知名也最難以理解的器官。其他醫師也開始注意到他們獲致的結果。一八九九年，德國外科醫師帕根斯特徹（Sanitatsrath Pagenstecher）寫道：「我完全無意把心臟手術變成任何醫師都能夠施行的典型治療方式，但目前爲止的做法都展現出非常良好的結果。」一九〇二年九月十四日，在阿拉巴馬州蒙哥馬利一間貧民窟的棚屋裡，憑著兩盞煤油燈的閃爍光芒與一張餐桌，路德．希爾（Luther Hill）成了第一位成功縫合心臟傷口的美國外科醫師。他縫合的傷口位於一名十三歲男孩的左心室，那男孩遭人用刀刺了五下。在一九〇七年的一場研討會上，雷恩報告指出，世界各地共已施行了一百二十起心臟手術，其中有四〇%成功，相較於手術前的時代，死亡率降低了四倍。幾年後，德國外科醫師海克爾（Rudolf Haecker）寫道：「自古以來，心臟便被視爲『不得觸碰』，（但）隨著（心臟手術）出現，人體這個最後的器官也已落入外科醫師手中。」

話雖如此，心臟手術的黎明期其實很長，還得等上數十年，才會眞正天亮。嘗試修補幾乎必然致命的心臟傷口雖（無奈地）獲得醫界接受，但切開心臟以治療不健全的瓣膜、穿孔的心壁或錯位的血管等會緩慢致死的問題，仍徹底遭到排拒。心臟手術有許多障礙，但其中最主要的一項是缺乏時間。如同韋恩．米勒（G. Wayne Miller）在《暫時停止心跳》這部權威著作裡所寫的，「切開活生生的心臟就等於殺人，由此而湧出的血，不到一分鐘就會流乾」。要避免這樣的大量出血，心臟必須在切開前就先和循環系統隔離開來，並使其停止跳動。不過，心臟停止跳動只要超過幾分鐘，就會導致對大腦或其他器官的傷害。另一方面，暫停心跳後，要怎麼保持血液與氧氣的循環？醫學從不曾面對過如此艱困的挑戰。心臟這個自然界的終極機器，有可能用人造幫浦取代嗎？

第4章

試著暫時停止心跳

「讓我告訴你一件事。亞特蘭大有位醫師，拿刀切下了一個人的心臟——是人的心臟。」他傾身向前，重複了自己的話，「從一個人的胸腔裡切下來，握在他的手裡。」然後他伸出手，手掌朝上，彷彿拿著一顆心臟……「（而且）他對那東西的了解並不比你我還多。」

——弗蘭納里・奧康納（Flannery O'Connor），〈你救的也許是自己的命〉

聖誕夜的手術

二〇〇一年的聖誕夜，從我爸媽家的客廳望出去的景觀顯得相當寧靜。妝點著白雪的樹枝像神經樹突般不斷分枝，朝著灰色的天空伸展而去。屋子裡，成堆的雪鞋放在門廳內。客人們依男女分坐兩邊，聊天聊得極起勁。早在我進醫學院前，我父親就為了取得遺傳學教授職位而搬到北達科他州，而這是我們每次舉辦節日派對都必然會出現的景象。在廚房裡，心臟外科醫師夏赫（Vinny Shah）這位我們家的世交找到了我。他剛接到呼叫，要去為一名罹患心內膜炎的病患開刀，也就是分隔左心室與左心房的二尖瓣受到感染。急性心內膜炎是極為致命的疾病，某些病患的死亡風險直接從二〇％起跳，然後每過一小時又會提高一％到二％。在約翰霍普金斯醫院創立美國第一個住院醫師訓練計畫的著名加拿大內科醫師奧斯勒爵士指出：「少有其他疾病比它更棘手。」而且「整整有一半的診斷都在死後驗屍才得出」。夏赫放下他的盤子，問我這個第一年的研究醫師想不想跟去旁觀，要去就得馬上走。

在戶外，我的吐息在冰冷的空氣中變成白色霧氣。我們在撒了鹽以利融雪的路面上一步一滑地走到醫院。這家醫院由一幢幢獨立大樓構成，每一幢都是矮胖的長方形建築，就座落在一片荒涼的白色大地上。停車場內已經剷過雪，但停在那裡的少數幾輛車仍完全被雪覆蓋，雨刷高高舉起，彷彿投降般。我們走向入口，腳步在冰凍的地面上嘎吱作響。一名年輕的外科技師身上穿著刷手衣和雪衣，在假日未營業的禮品部前抽菸。

他一語不發地跟著我們走進醫院。

位於二樓的手術室帶著一股奇特的感覺，彷彿沒人打算在那一夜到那裡去。儀器四處散置，桌子也擺得歪歪斜斜的，空氣中瀰漫著淡淡的工業氣息，像是洗照片的暗房。在場人員的一舉一動都有明確的目標，而且幾乎完全無聲，看起來就像是星期六晚上會在大賣場看到的那種工作人員。一名刷手護理師將需要的器具放在無菌單上、一名麻醉師整理著活塞與針筒、一名手術助理做著插管的準備。這群人當中最不合群的是一名身材壯碩的灌注師（操作心肺機的專業人員），他坐在心肺機旁的一張板凳上看雜誌。

病患躺在手術室角落的一張手術檯上，正在接受準備。他面無表情、無精打采，因為他已經歷了幾星期的夜間盜汗與嚴重疲勞。我走近他，注意到他蓄著一頭灰色長髮，像是個嬉皮，而且有一雙漆黑的眼珠。他的肋骨一根根凸出在瘦骨嶙峋的胸部，猶如輪子的輻條；充血的靜脈在他皮包骨的太陽穴上不停搏動。而就像許多年老的患者，他的皮膚上也滿是打點滴留下的瘀青。他的心臟超音波顯示，兩片像風中旗幟般不停拍動的二尖瓣瓣葉都有贅生物——斑斑點點的感染性物質。下瓣葉已有部分遭到侵蝕，形成一個缺口，血液因此流回左心房乃至於肺部，導致肺泡充滿液體，緩慢造成溺水般的效果。這就是他呼吸困難的原因。

夏赫和我對病患自我介紹。那人慢慢轉向我們，但沒有眞的看著我們。「我快死了嗎？」他問。

在更衣室的明亮燈光下，我脫下長褲、摺起來，再把衣服掛在一個空置物櫃裡，然後穿上綠色刷手衣，就像我六年前在聖路易的解剖實驗室裡穿的那種衣服一樣。在金屬洗手檯前，夏赫和我用碘皀清洗了手肘以下的手臂和手掌。夏赫說話的方式略顯迂迴，彷彿另有深意，但他要說的其實很明顯：「這個人病得很重。」他的語氣嚴肅，同時用腳踢了一下鋁製踏板，以關掉水龍頭。「我們今天晚上要是不動手術，他就沒命了。」我沒有說話。這是我第一次參與心臟手術，所以不太確定自己該說或該做什麼。我應該多問多學嗎？還是應該乖乖閉嘴，別礙手礙腳？

回到手術室，我們套上消毒過的手術衣，並戴上手套與藍色口罩。手術室裡所有東西都是灰色、米色或藍色，唯一的例外是顏色狂野繽紛的手術帽。夏赫戴上小型手術用雙目放大鏡，有如珠寶商的鑑識鏡。夏赫相貌英俊，身材高瘦，一頭黑髮就像寶萊塢演員的髮型般時髦，而且只有一部分罩在他的變形蟲花紋手術帽底下。「站在這裡，站在我旁邊，但是什麼都不要碰。」他說。夏赫抓住手術燈的消毒塑膠燈罩，調整著適當的照明角度。這時候，病患已經麻醉並插管，看起來就像另一具練習用的大體。一大堆管線在桌面上充滿威脅性地蜿蜒著連向病患的身體。手術準備好要開始了。

夏赫用手術刀劃開胸骨上的皮膚。一串深紅色的血滴隨即冒了出來。他用一把看起來像是熨斗的圓鋸沿著胸骨切出一條直線開口，助手隨即用燒灼器觸碰出血的血管，發出一縷縷蛋白質煙霧。他們用牽引器分開胸骨，帶著粉紅色和黃色的胸腔隨即出現在眼前。夏赫拿著鉗子和一把手術刀，切開帶有銀色光澤的心包。心臟狂亂跳動著，實在是一幅令人難以置信的情景。我回想起在聖路易那段炎熱的夏日時光，但現在目睹的景象和當初那具無名大體乾癟褐色的心臟極為不同：這顆心臟是粉紅色的，就像生雞肉；一時之間，這顆心臟似乎是手術室裡唯一在動的東西。塑膠導管迅速插入右心房與主動脈。這些導管將為心肺機構成循環，藉此維持病患的生命。

心肺機本身是個米色的盒狀物，差不多和小型冰箱一樣大，上面布滿了令人眼花撩亂的旋鈕和管子。這部機器已經灌入了生理食鹽水以排除裡面的空氣。夏赫利用軟管把心肺機和胸腔的導管連接起來，然後要灌注師啓動機器。灌注師一啓動機器，心臟就難以置信地開始萎縮，只見維繫生命的血液被導向那部由塑膠與金屬製成的儀器。儘管如此，心臟還是持續跳動，只不過力道很弱，速度也減緩了許多。我大半輩子都懷著「心臟隨時可能停止跳動而導致生命消逝」的恐懼，但現在這顆心臟就像洩了氣的氣球。我不禁打了個寒顫。生與死之間的距離從來不曾如此接近。

夏赫用止血鉗夾住主動脈，阻斷來自心臟的血流，進而將心臟孤立起來。接著，他把冰冷的鉀溶液注入主要的靜脈（在執行死刑時，濃縮鉀可用來停止心搏），病患的心電圖也隨即變成了一條直線。夏赫把冷藏生理食鹽水直接倒在心臟上，進一步降溫。然後，在心臟受到隔離且病患的血液循環與氧合作用都改由心肺機控制的情況下，他切開了這個受到疾病感染的器官。

讓它爲你心跳……物理上的

這場聖誕夜的手術之所以能夠進行，是許多突破（絕大多數都發生在美國）共同造成的結果，但心肺機也許是其中最大的一項。身兼醫師與作者的勒芬紐（James Le Fanu）將其描述爲「人類心智最大膽也最成功的一項壯舉」。這種機器由費城外科醫師吉本（John Gibbon）發想於一九三〇年，但花了將近二十五年才研發出來。拖延這麼久的原因之一，是經濟大蕭條期間的經濟衰退，接著又發生了第二次世界大戰。不過，文化謬誤也是阻礙進展的力量。相對而言，人工腎臟的研發雖然沒有引起太多注目，但心臟在大眾心目中卻占有特殊地位——人造的機器怎麼能取代這個做為靈魂棲息處的器官？

但少了這麼一部機器，心臟外科醫師就難有作為。一旦為了切開心臟而停止心臟跳動，倒數計時馬上就會開始。沒有來自心臟的充氧血，大腦與重要維生器官在三到五分鐘內就會受到永久性損害。不過，大部分的先天性心臟畸形如果要接受矯正，都必須阻止血液循環至少十分鐘，使得腦部傷害避無可避。因此，大多數的外科醫師都認為這種手術絕不可能施行，除非出現一種機器，能在那關鍵的幾分鐘裡接手心肺功能。

有一位名叫李拉海（C. Walton Lillehei）的外科醫師，認定必有替代做法。許多人都認為李拉海是二十世紀最創新的外科醫師。他生長於明尼蘇達州，從小就熱愛組裝東西。在他十多歲的時候，由於父母拒絕買摩托車給他，他便自己用零件組裝了一輛。他後來也把這種工程思考的心態運用在外科研究上。他在明尼蘇達大學米拉德廳的閣樓裡，有一間小小的研究實驗室，裡面只有兩張手術檯、一個洗手槽和幾支氧氣瓶。不過，在上司文根斯坦（Owen Wangensteen）下令將他們的學系轉型為外科發明中心後，李拉海在那裡想出了堪稱外科史上最奇特的點子：控制性交叉循環。

李拉海的靈感來自於哺乳類動物母親與胎兒間的血液循環。由於胎兒浸泡在羊水裡，無法藉由呼吸獲取氧氣，使得胎兒的血液必須流向母親，清理掉廢棄物並充氧後再回到胎兒體內。李拉海由此推想：這樣的架構爲什麼不能應用在心臟手術中？在一個動物的心臟跳動受到抑止，並與循環系統隔離開來的時候，可以利用另一個動物（「捐贈者」）爲接受手術的動物（「受贈者」）清潔血液並充氧，然後再讓血液回流至受贈者體內。

這種做法看起來很簡單，不需要使用機器。在李拉海早期的實驗裡，他先是麻醉了兩隻狗，把牠們的循環系統藉由膠管連接到一只吸乳器，而能在不產生氣泡的情況下，把等量的血液推向兩個相反方向。受贈狗的胸腔切開，心臟的輸入與輸出端都夾住後，肺部隨即塌陷，靜脈血透過吸乳器打入捐贈狗體內。充氧血則由捐贈狗藉由受贈狗胸部的一條動脈流回受贈狗體內。這麼一來，在受贈狗心臟停止跳動並抽乾血液時，捐贈狗便扮演了受贈狗的心臟與肺部。

一開始，李拉海與他的團隊在循環系統的複雜連接當中犯了錯，使他們從動物收容所挑選的狗兒遭受腦部損傷。不過，經過幾次嘗試後，他們的實驗終於獲得成功，擔任受贈者與捐贈者的狗兒醒來後都正常無虞。實驗結束後，隨即將這些狗兒安樂死，再用顯微鏡檢視牠們的器官。沒有證據顯示交叉循環對那兩隻狗造成任何傷害。受贈者獲得供應足夠的血液與氧氣，得以維繫基本功能；捐贈者本身的血液循環能力也沒有任何減損。幾個月後，李拉海以受過訓練的狗兒測試這種方法，包括一名心臟科同事飼養的純種黃金獵犬。經過三十分鐘的交叉循環後，受試的兩隻狗還是能遵循命令，表演牠們慣常做出的把戲。

一九五四年，經過多年來使用約兩百隻小狗的實驗後，李拉海與他的團隊已迫不及待要把他們的方法試用在人類身上。他們希望能治療先天性心臟缺陷。當時美國每年約有五萬名嬰兒患有先天性心臟異常（目前每一二五名新生兒中，約有一名帶有心臟缺陷，並沒有比以前好到哪裡去）。大部分的缺陷都是心房或心室之間的腔壁上有硬幣般大小的孔洞，使得充氧血與缺氧血混在一起。這樣的孔洞可能會導致發育不良、缺氧、昏厥，甚至猝死。在一九五〇年代，先天性心臟異常患者是醫院病房裡的普遍景象，他們經常坐在病床邊緣，前傾著身子喘氣，雙腿水腫得像樹幹，皮膚滲出黃色液體（鬱血性心衰竭造成的結果），還滴在磁磚地板上。他們經常患有面部畸形，原因是心臟缺陷通常會與唐氏症這類問題連帶出現。此外，他們也極易遭受嚴重感染；半數的先天性患者活不到二十歲。簡言之，這些病患是「心臟殘障者」，註定活不長久，而且他們的預後比許多兒童癌症患者更不樂觀。曾有外科醫師主張，心臟異常應該要能「像水電工更換水管一樣」加以治療，但這類手術需要的時間太長，以致無法施行。

雖有如此龐大的需求，但李拉海利用一個人爲另一個人擔任活體循環系統的提議仍極其駭人聽聞，有些人更認爲這種做法根本不道德：這是人類史上第一項可能同時害死兩個人的手術。在手術室裡麻醉一個正常人，好爲另一個人在暫停心臟跳動並切開修補時維繫生命，這對大多數的醫師而言，都是不可接受的，違背了他們最基本的誓言⓰。然而，在沒有人工心肺機的情況下，李拉海仍不顧同僚的激烈反對，勇往直前。

和其他大多數醫師相較之下，李拉海有一項與衆不同的特質：他是癌症存活者。在他實習的最後一年，他被診斷出致死率極高的頸部淋巴肉瘤。在一場爲時十個半小時的手術中，爲他動刀的不是別人，正是他的系主任文根斯坦。李拉海的活體組織切片結果其實早在幾個月前就已經出來，但文根斯坦等到他畢業前幾天才告訴他，好讓這位年輕的外科醫師能先完成實習。在手術中，文根斯坦與他的團隊切除了腫瘤、淋巴結，還有李拉海胸部與頸部周圍大部分的軟組織。在幾個月後的檢查中，並沒有發現癌症的蹤跡。

在鬼門關前走過一遭，李拉海似乎比大多數的外科醫師更熟悉死神，恐懼也就因此少了一些。他得知自己的五年存活率有二五％，因此在他的職涯初期，始終如履薄冰，隨時等著那個無可避免的時刻降臨。雖然自己的生命難以掌握，但這種情形卻爲他賦予勇氣，甚至是近似莽撞的個性。不論自己還剩下多少時間可以活，他決定把這些時間投注於挑戰開心手術的難題。李拉海願意嘗試新做法，包括各種成功率不高的實驗性程序，儘管必須付出許多前置成本，也在所不惜。文根斯坦則是爲李拉海提供了從事這些創新工作需要的時間和資源。他對李拉海相當照顧，就像父親保護脆弱的孩子。他也深信李拉海是他所有門生中，最有機會贏得諾貝爾獎的一位。

冰凍之心

要想取代心肺循環功能，除了交叉循環外，還有另外一種選擇——至少對簡單的心臟手術而言是如此：也就是把身體降溫至結凍的溫度，以便減緩新陳代謝，從而降低氧

⓰ 指醫師誓詞的第一條：但求無傷。

氣需求。體溫只要降低十度，大部分化學反應的速率就會減半，包括細胞生化過程，所以才會有人即使沉入冰凍的湖裡長達四十分鐘，還是能夠存活。加拿大外科醫師畢格羅（Wilfred Bigelow）在一九五〇年於丹佛舉行的一場研討會上，報告了外科低溫治療的首例。他麻醉了實驗室裡的狗，把牠們放進冰水裡降低體溫，然後切開牠們的胸腔，並夾住心臟周圍的血管以阻斷血流，然後解開夾子、縫合傷口、加溫，再把牠們喚醒，結果並未造成任何永久性的腦部損傷。他後來發現，猴子對於低溫狀態的容忍度更勝於狗：即使在體溫降至攝氏二十度的情況下，牠們的血液循環仍可以阻斷將近二十分鐘，而不會對大腦功能造成傷害⓱。

畢格羅「冰凍湖泊」策略的第一個成功人體範例，發生在一九五二年九月二日（距離雷恩的第一次心肌縫合已經超過了半個世紀）。當時與李拉海同樣任職於明尼蘇達大學，但比他稍微資深一點的約翰．路易斯（John Lewis）醫師，利用低溫療法，修補了賈桂琳．強森這名五歲女童的「心房中隔缺損」，也就是左心房與右心房之間的心壁上出現一個孔洞。那名女童的心臟雖然出現肥大現象，但她本身卻很虛弱，而且體重不足。她目前為止的短暫人生裡，有大半的時間都深受反覆發作的肺炎所苦，醫師也認定她只剩幾年可活。面對如此嚴峻的預後，她的父母於是同意路易斯與他的團隊進行這項手術。

路易斯利用一條內部循環著冰冷酒精溶液的橡皮毯裹住賈桂琳，花費好幾個小時使她的核心體溫慢慢降低，溫度計從正常體溫的攝氏三十七度左右一路下降到二十六度。接著，路易斯以止血鉗夾住賈桂琳的主要靜脈與動脈，中斷心臟的血液進出，讓心臟裡幾乎無血。這時候，她冰凍的體內已經沒有血液循環。接著，路易斯用手術刀切開右心房，小心避開冠狀動脈與重要的結構。他花了大約三分鐘，才找到那個直徑不到兩公分的洞。不到兩分鐘，他就把洞補好。爲了測試縫合的完整性，他將鹽水注入心臟，確保沒有滲漏。確認沒有問題之後，他鬆開主要血管的止血鉗，讓心臟開始緩緩跳動。路易斯直接用手按摩，催促心臟認眞執行自己的工作。不到幾分鐘，心臟的跳動開始加快；又過了幾分鐘，路易斯在一只水槽裡裝滿室溫水，將女童浸入其中加溫。術後恢復期雖有些小狀況，但賈桂琳的整體預後相當良好。她在手術後十一天便出院回家，到了月底，她在學校裡的活動情況已與其他孩童無異。

明尼蘇達大學的文根斯坦與他的學系廣獲各界讚譽。《紐約時報》的頭條標題宣告

⓱ 低溫治療法也嘗試過用來治療轉移性癌症、白血病、精神分裂症以及藥物成癮，但結果都令人洩氣。

「『冷凍』心臟女童復原迅速」。《明尼亞波利論壇報》盛讚這項手術「似乎為外科醫師提供了他們找尋已久的方法，而能以手術刀和肉眼對活生生的人類心臟進行手術」。儘管許多反對動物實驗的人士深感驚駭，但有一名報紙社論作者，在提及這項技術的發展過程中所犧牲的犬隻數量時寫道：「以十四隻狗換取一個孩子，實在是划算至極。」

儘管如此，低溫療法並不是一切先天性心臟缺陷的解答。這種做法遠遠無法為外科醫師提供他們所需的時間，因為這種方法對於未採用體外循環的大腦只能提供時間相當有限的保護。五分鐘雖然足以修補心房中隔缺損這種簡單的損傷，但比較複雜的缺陷，例如先天性心臟異常中最常見的「心室中隔缺損」，也就是分隔兩個心室的心壁上出現孔洞，導致血流異常，則需要更多的時間修補（至少十分鐘），使得這些病患仍持續被歸類為「無法動手術」。

心臟手術的彷徨與掙扎

李拉海提議把交叉循環運用在這類病童身上。他找上文根斯坦，預期能得到他的全力支持，但文根斯坦卻拒絕給予許可。文根斯坦指出，這項技術太新了，用在脆弱的兒童身上風險太高，而且他也正確地預見，若有一名並非命在旦夕的病童，或擔任病童交叉循環捐贈者的父母在手術檯上喪命，必定會引發軒然大波。李拉海不肯放棄，向文根斯坦提出已經發表的報告，證明採用低溫療法的實驗性心室中隔缺損修補手術所獲致的結果極不理想，但文根斯坦不為所動，反倒是允許李拉海的競爭對手路易斯以低溫療法進行首次心室中隔缺損修補手術。由於路易斯的頭兩次嘗試都很快以失敗收場，並導致兩名病患死亡，文根斯坦的態度終於軟化，給予李拉海他所等待的機會。

李拉海的第一個病患是一名十三個月大的男嬰，患有心室中隔缺損，名叫葛雷戈里．格利登。他和父母以及八名兄弟姊妹同住在明尼蘇達州北方的森林裡，距離明尼亞波利約一百六十公里。葛雷戈里的父親萊曼是名礦工，母親法蘭希絲則是很不幸地對先天性心臟疾病相當熟悉：葛雷戈里的姊姊同樣天生患有心室中隔缺損，三年半前，毫無預警地在睡夢中去世，母親一早起來，就發現躺在床上的女兒已經沒了氣息。和姊姊一樣，葛雷戈里的人生有大半時間都在醫院裡度過；不論是第一次開口說話或踏出這輩子的第一步，都是在孤獨的病房裡。一九五三年十二月，葛雷戈里的小兒科醫師把他緊急轉介到明尼蘇達大學。這名男嬰持續發燒、呼吸困難，而且體重只有五公斤，和他的塡充動物玩偶差不多。他的心臟也出現肥大現象，並以驚人的速度擴張，大小已超過正常的兩倍，這是即將出現循環衰竭的徵兆。

明尼亞波利的心臟科醫師把葛雷戈里送進明尼蘇達大學的萬象會心臟醫院。經檢查證明葛雷戈里患有心室中隔缺損後，院方便去徵詢李拉海的意見，因為他們聽聞了李拉海在米拉德廳的閣樓裡從事的創新研究。這位特立獨行的醫師說不定真的能修補令人聞之色變的心室中隔缺損，讓這名嬰兒得以逃過一劫。

看過葛雷戈里的情況後，李拉海提議為這名男嬰動手術以修補心室中隔缺損，並由男嬰的父親萊曼擔任交叉循環的捐贈者，因為他們父子的血型相同。李拉海對萊曼明白指出，自己只在狗身上嘗試過交叉循環的做法，但也聲稱，如果他自己的孩子需要接受開心手術，那麼他絕對會毫不猶豫地採用這種技術。格利登夫婦在情急之下同意進行這次手術。他們在一九五四年三月簽署的同意書上只有一句話：「簽名者特此同意，大學工作人員對吾兒採行他們認為必要的手術或其他任何治療程序。」

今天，病人自主權與醫病共享決策已成了醫院掛在嘴邊的口號，是凌駕於一切的道德約束，包括行善原則在內，都只能退居次位⓲。但一九五〇年代的情況卻非常不一樣，當時的醫師就算沒有得到所謂的知情同意⓳，也會採取行動。醫療父權主義在當時雖然盛行，但如果因此以為李拉海作風強勢，那可就錯了。從各方陳述來看，他是一位極富同情心的醫師，因為他自己也曾是病患。身為病患，他知道疾病會使人處於相當脆弱的狀態，也打從心底知道病患會如何希望醫師為他們提供指引與保護。另一方面，身為外科醫師，他明白自己的年幼病患完全沒有機會過正常的人生，也沒有別的治療方式可以幫助他們。為了救治孩子不顧一切的父母，絕不想聽到別無選擇的絕望話語，他們只希望有個醫師能想想辦法，做些什麼。

身為父親，我能體會萊曼內心的煎熬。我可以想像那年冬天，他們帶著病重的孩子在明尼蘇達州一望無際的路上奔馳的樣子。筆直道路上的白色標線如拉鏈般延伸到遙遠的地平線另一端。他們還在悼念女兒，也滿心想避免家裡再失去一條年幼的生命。他們

⓲ 除了不傷害他人，行善原則要求醫護人員進一步關心並致力提升他人的福祉，是醫療專業人士必須遵從的基本義務。

⓳ 指醫師對病患詳細說明病情、提供關於檢查或治療的充分資訊後，病患也在充分理解的情況下做出承諾，並在未受到任何強制要求的情況下選擇檢查或治療方法，醫師也據此同意進行治療。

內心充滿恐懼，而且是最讓人難以承受的那種，也就是心愛之人即將被奪走；但同時也充滿勇氣：敢於嘗試沒人嘗試過的做法，不惜獻出自己的兒子，只爲了讓他有機會能過正常的日子，不論這樣的機會多渺茫。除此之外，他們也可能因此對科學做出貢獻。

李拉海的實驗是一項慘痛的提醒，顯示醫學界的創新與專門技能必須從病患身上得來；而且不幸的是，這段過程仍不免必須經歷一段學習曲線，難以一蹴可幾。如何在醫師學習的同時爲病患提供保護，至今仍是整個醫學界所面對的難題。

舉例來說，在一九九〇年代初期，英國布里斯托的一家醫院推出了一項創新手術，好爲嬰兒矯正名爲「大動脈轉位」的先天性心臟異常。在此之前，罹患這種病症的新生兒都只能接受一種治標不治本的治療方式，從長期看來，效果極差。這項創新雖對這所醫院的病童有所助益，但付出的代價也非常沉重。在醫師開始採行這種手術後的前幾年裡，病童的死亡率比起採用治標手段高出許多倍。一名小兒外科醫師針對那些可嘆的結果表示，大家原本就明白「一開始一定有一段時期會出現令人失望的結果」。

但旁觀者卻深感驚駭，要求暫停這種治療程序。他們主張外科醫師在手握病童性命的情況下，不該接下超出能力範圍以外的挑戰。外科醫師則是反問：如果新技術沒有演練的機會，那我們要怎麼創新？一項創新要能裨益病患，必定要有第一次。

李拉海似乎沒有任何掙扎。對於「自己從病童身上獲得學習的同時，該怎麼保護他們」並未出現任何天人交戰。他知道那些病童的性命本來就不久長，因此爲他所冒的風險賦予了正當性。不過，他卻低估了反撲的力道——連醫院都反對他。手術的前一天下午，內科主任希瑟·華生（Cecil Watson）與小兒科主任麥夸里（Irvine McQuarrie）寫信給醫學中心院長，要求中止這場手術。因爲此舉牽涉太廣，除了那名男嬰和他的父親可能會因此喪命，也恐怕會葬送該院做爲全國首要心臟醫療機構的名聲。這所醫院花費多年時間，終於獲得這項頭銜，他們可不打算讓一個自以爲是的年輕外科醫師阻礙他們的發展。不過，院長安柏格（Ray Amberg）拒絕介入。他表示自己不願介入醫學事務，而此舉實際上等於爲李拉海的手術點亮綠燈。

在那個三月底的上午，手術室裡擠滿了旁觀者。葛雷戈里躺在一張手術檯上，手裡還抱著他的泰迪熊。注射硫噴妥鈉（sodium pentothal）讓他暫時失去了意識。插入一根呼吸管後，李拉海隨即迅速展開工作。他在葛雷戈里小小的胸部上劃了一刀，扳開脆弱的胸骨，待核桃大小的心臟出現在眼前，他立刻要求爸爸萊曼就定位，躺在病床上的萊曼就這麼被人推了進來，位置就在他兒子身邊不到一公尺處。萊曼迅速受到麻醉，但劑量很低，以免血液裡的麻醉劑造成男嬰中毒。看著眼前的這兩人，李拉海知道自己若沒成功，這對父子很可能就會這樣下葬。

李拉海把塑膠導管插入葛雷戈里體內，他的助手則是把另一根導管插進萊曼體內，接著把男嬰和他的父親連接了起來，靜脈連接靜脈，動脈連接動脈，再用一根啤酒膠管接上吸乳器。李拉海的團隊必須很小心：流經吸乳器的血液如果太少，就會導致葛雷戈里的器官缺氧；但太多血液則可能造成腦部腫脹與組織水腫。吸乳器啓動並確認沒有滲漏後，李拉海將葛雷戈里心臟所有輸入與輸出管道都綁了起來，隔離於血液循環之外。此時，萊曼的心臟與肺部負責維繫父子兩人的生命，就像母體維繫胎兒生命一樣。

在那十三分半裡——遠超過低溫療法所能提供的時間——李拉海對葛雷戈里胸腔裡那顆略帶藍色的小心臟動著手術。他切開心臟的外壁，在相對無血的情況下，術野相當好，很快就找到了心室中隔缺損。這種缺陷的型態有很多，可能是單一孔洞，也有可能是裂口、瓣膜鬆脫，甚至是像瑞士乳酪般有許多坑洞。但是對李拉海（以及他的病患）而言，那一天可說是他們的幸運日，因爲葛雷戈里的缺陷不過是一個直徑○．二五公分的單一孔洞，就位於心室中隔的頂部。他只用十幾針便縫合了這個缺口。

縫合完畢後，李拉海的助手把葛雷戈里大靜脈上的止血帶解開，讓血液流回他的心臟，那顆心臟幾乎立刻便充滿活力地跳動了起來，令所有人大感意外，其中又以李拉海最爲吃驚。吸乳器關閉，父子兩人之間的連接立刻斷開，接著李拉海將兩人的傷口縫合起來。李拉海與一名如釋重負的助手在男嬰上方伸手相握。兩名病患分別被送進不同的恢復室。幾個小時後，李拉海向法蘭希絲告知，她的丈夫與兒子都已甦醒，而且平安無虞。

在剛開始的幾天裡，葛雷戈里的術後恢復狀況相當順利。儘

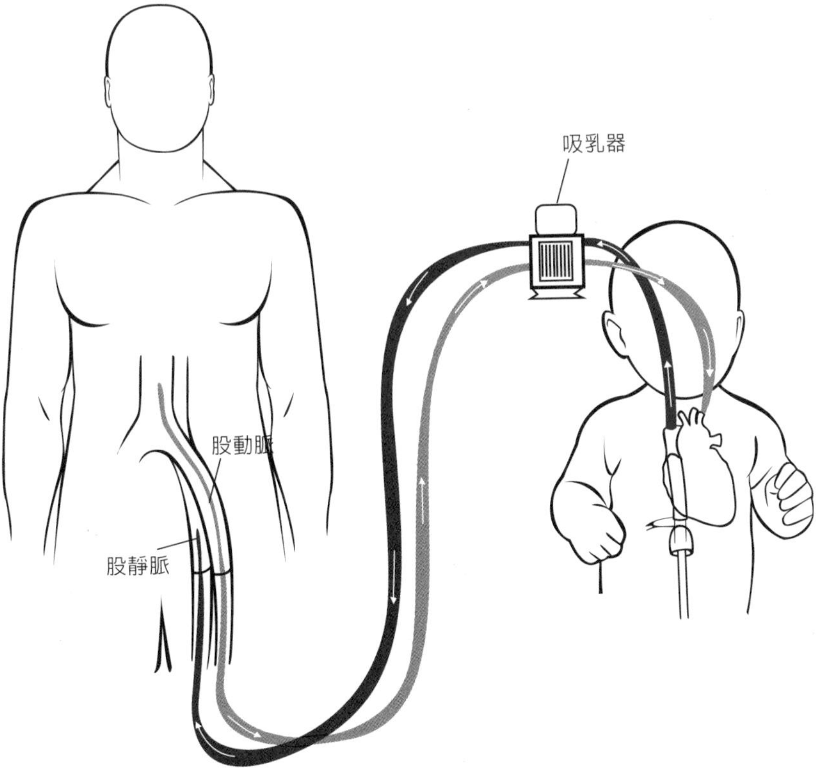

李拉海首次進行交叉循環手術所採用的循環方式（繪製者：Liam Eisenberg, Koyo Designs）。

管因爲服用止痛藥而顯得昏沉無力，他還是喝了牛奶，也吃了幾口水煮蛋與麥粉粥。不過，一度被稱爲「老年人最好朋友」的肺炎卻找上了葛雷戈里。他的嘴唇變成藍色、呼吸變得急促，護理人員不斷從他的氣管內吸出帶血的黏液。葛雷戈里雖然接受了效力最強的抗生素治療，病況卻持續惡化。到了最後，痲醉師必須用氣囊把氧氣直接壓進他的肺裡。一九五四年四月六日上午，在那場歷史性的手術過後十一天，葛雷戈里．格利登的心臟突然停止了跳動。死後解剖顯示，死因是胸部感染，但他的心室中隔缺損在縫合後並沒有出現問題。

儘管遭遇這項挫折，兩個星期後，李拉海還是決定再進行另一項心室中隔缺損修補手術，這次的對象是名待在氧氣帳裡已將近一年的四歲女童，名叫潘蜜拉．許密特。李拉海第一次見到她的時候，她正在對抗肺炎，所以李拉海必須等盤尼西林治癒這項疾病才行。爲時四個半小時的手術裡，潘蜜拉的心臟隔離於循環系統外的時間接近十四分鐘。不過，這次李拉海的病人在手術後存活了下來，爲她擔任交叉循環捐贈者的父親也順利恢復。

一九五四年四月三十日，李拉海在明尼亞波利舉行一場記者會，說明他的交叉循環技術。他以幻燈片說明心室中隔缺損的病理，也談到他對葛雷戈里．格利登施行的第一次手術所遭遇的失敗。接著，他介紹潘蜜拉出場，這名一頭褐髮的美麗女童坐在輪椅上，被人推上臺。現場的記者興奮不已，李拉海的手術於是轟動全世界：《時代》雜誌說他「大膽」、《紐約時報》認爲這是一項「不可能」的成就、《每日鏡報》則宣稱這項手術「超乎想像和難以置信的程度，不下於任何一本廉價科幻驚悚小說」。潘蜜拉也因此名聞全國，不但參加電視節目，也在《柯夢波丹》雜誌裡獲得六頁的跨頁寫眞，美國心臟協會還稱她爲「紅心皇后」。

不過，對悲劇不陌生的李拉海並沒有忘記格利登夫婦。幾個星期前，他們因爲沒錢買墓碑，而把葛雷戈里埋在他姊姊旁邊一個未標記的墳墓裡。五月四日，李拉海寄了一封信給他們。「在手術看來如此順利的情況下，我們卻沒能讓葛雷戈里安然度過術後恢復期，至今仍令我深感失望。」他寫道，「但我還是希望再度告訴你們，如果不是因爲葛雷戈里那場手術帶來的鼓勵，我們絕對不會有勇氣繼續前進……我對你們夫婦深表感激。」世人可能也是如此。

在一九五四年春夏兩季，全世界只有李拉海從事先進的開心手術。英國心臟外科醫師唐納·羅斯（Donald Ross）參觀了他的手術室後，指稱那裡「就像馬戲團一樣。手術室裡有個很寬廣的觀衆席，約可容納五十人。人員匆匆忙忙地進進出出……手術室裡一片混亂，到處都是各種管子。」不過，他的病患接受手術後的狀況都相當好。

然而，就在那年秋季，李拉海遭遇了異常的厄運。七個交叉循環病例中，有六例都以死亡收場。十月的一場手術中，一名擔任交叉循環捐贈者的母親因麻醉師不慎把空氣注入她的點滴管而遭受嚴重的大腦損傷。焦慮不已的同僚私下指稱李拉海是「凶手」；畢竟沒有人能夠忍受看到小嬰兒死亡。據說李拉海當時這樣回應：「如果你冒險進入荒野，自然不會期待面前出現鋪設好的道路。」

接下來的幾年裡，李拉海繼續使用交叉循環術，他所矯正的先天性缺陷也越來越複雜。他到不尋常的地方尋找志願捐贈者，包括州立監獄。在白人囚犯拒絕為一名黑人男子擔任交叉循環捐贈者後，李拉海決定利用一隻狗的肺部為那名病患的血液充氧，結果那個人不久後即在手術檯上喪命。

儘管有少數成功案例，交叉循環卻終究遭到捨棄。「我們仍然認為，在手術的施行上……最好不要涉及另一名健康人士。」投注了二十年研發心肺機的費城外科教授吉本如此宣告，而李拉海自己也在一九五〇年代末期放棄了這種技術。事後回顧，他總共施行了四十五例交叉循環手術，術後長期存活者有二十八人，死亡率為四〇％，與未受治療的先天性缺陷自然預後相比，當然還是略勝一籌。歷史終究斷定他的努力是成功的。

到了一九五〇年代中期，心肺機的原型已然出現，並已準備好使用在人類身上。「這種機器將可爲外科醫師提供不受血液干擾的手術環境，讓他們終於能充分運用自己最珍貴的資產——他們的雙手與雙眼。」一九五一年，著名外科醫師克勞德·貝克（Claude Beck）在克里夫蘭的凱斯西儲大學這樣指出。

這種機器是一項巨大的科技躍進，但也需要同樣巨大的概念躍進：也就是認爲血液能經由機器循環並充氧，而且到頭來，人類的心臟終究沒什麼根本上的特別之處。

第5章

人工幫浦的可能

只要看見兒童身上出現奇蹟般的變化，並目睹父母因為看見他們的孩子和其他兒童一樣快樂，還能毫不費力地四處奔跑，所流露出的喜悅與寬慰，我們那些漫長而艱苦的時光就得到了回報。

——心臟科醫師布拉克勳爵（Lord Brock），倫敦蓋伊醫院

有心肺機就輕鬆多了

在美國，一九五〇年代的心臟疾病就像一九八〇年代的愛滋病一樣，是一種在臨床與政治上都支配醫學界的疾病。當時每年有超過六十萬名美國人死於心臟疾病。美國國

家衛生研究院在一九四五年的醫學研究預算是十八萬美元，五年後便飆升爲四千六百萬美元。其中有大部分都投注於心臟研究，部分原因是美國心臟協會和其他遊說團體的政治倡導。一九五〇年，杜魯門總統針對心臟疾病提出一項警告，內容與他針對鐵幕在歐洲擴張所提出的警告極爲類似——指稱「因應這項威脅的措施，和我們每一個人都切身相關。」

直到今天，只要想到心臟治療的諸多進步都發生在我祖父去世後的十年間，我仍不免深感訝異。而且，那些進步又有許多發生在明尼蘇達，距離我與夏赫醫師在那個聖誕節早晨一起待著的那間醫院，只有短短數小時車程。

從無菌單的開孔中可以看到病患被切開的胸腔，讓無菌單看來像是濺到了水果酒的藍色窗簾。夏赫沾滿鮮血的手指以充滿自信又極爲精確的方式移動，彷彿每一根手指都依循著預設的劇本。過了大約十五分鐘，在心臟顫動著的情況下，夏赫把刀尖擱在心肌上，切開了左心房，一滴滴鮮血從切口流了出來。他把手伸進心臟裡，用縫針挑起病患遭到感染的二尖瓣，然後要我湊近一點，好看得更清楚。瓣葉上那些感染的贅生物看起來小小白白的，就像嬰兒的牙齒，而且似乎也一樣無害。實在很難相信那些東西差點害死了這個人。

我永遠不會忘記夏赫看起來有多麼放鬆。他談到這座城鎮、當天的天氣、和我爸媽的友誼、住院醫師的訓練，甚至是他的這項想法：他認爲，年紀較大的病患剩下的人生雖然比較短，活下去的意志卻比年輕病患更強烈。只要一有機會，他就會對我解釋他正在做什麼，也許是怕我覺得這個重要的節日明明被占用，卻沒有得到相應的收穫。我本來以爲，病患的胸腔切開後，現場會瀰漫著淡淡的驚慌，實際上卻完全不是如此。夏赫一度把手指插進一個流著血的孔洞，然後轉頭看向我，就像個等著火車開動的乘客。「我們要用生物組織瓣膜，而不用金屬瓣膜，因爲以他的年紀，我們不希望讓他長期使用抗凝血劑⑳。」我焦急地點點頭。我實在不敢相信，即便在那個緊張時刻，他竟然還不忘要教我一些東西。當然，他之所以能慢慢來，原因是心肺機維繫著病患的生命。如果沒有那部機器，手術室裡的氣氛一定會非常不一樣。

體外循環？有可能嗎？

對心肺機發明貢獻最大的人物吉本，也和夏赫同樣慷慨——儘管他對醫學的態度並不是那麼堅定無疑。吉本在費城傑佛遜醫學院的第一年課程要結束時，曾考慮放棄醫學而成為一名作家，因為寫作是他就讀普林斯頓大學期間一直懷抱於心中的熱情。吉本的父親是個很實際的人，建議他取得醫學學位，原因是他不會「拿到學位就導致文筆變差」（這種忠告聽起來很熟悉）。於是，吉本堅持了下來，而在三年後的一九二七年取得醫學博士學位。

他在波士頓城市醫院實習的時候，開始思索「體外循環」的概念。一天晚上，他的研究導師愛德華．邱吉爾（Edward Churchill）交代他監控一名命在旦夕的年輕女子，原因是那名女子接受了普通的膽囊手術後，出現了巨大的肺部血塊。愛德華知道，如果進行肺動脈血栓去除手術（pulmonary embolectomy），也就是切開充滿血的肺動脈取出血塊，幾乎可以確定必然會造成致命性的出血。不過，隔離心臟以避免失血也不可行；沒有氧氣供給，大腦在短短幾分鐘內就會遭受永久傷害。

肺動脈血栓去除手術是由德國外科醫師特倫德倫堡（Friedrich Trendelenburg）在一九〇

---

⑳ 金屬瓣膜須使用抗凝血劑，以避免形成栓塞。

八年所發明的，但他的病患都沒有存活下來。「我們在診所進行了十二次這種手術。」他在一九一二年時如此感嘆，「我的助手進行的次數比我還多，但沒有一次成功。」與特倫德倫堡同時代的瑞典外科醫師奈斯特隆（Gunnar Nyström）注意到這項可怕的死亡率，指出：「我們的準則是，只有在人力可以判斷的範圍內，認定病患已完全沒有活命機會，才會施行手術[21]。」面對這種外科手術上的兩難，愛德華因此猶豫不決。血塊也許會自行溶解，也有可能碎裂而流入較小的動脈分支。說不定肺部其他區域的通氣量會出現補償性的增加。他指示吉本，在病患的狀況惡化至極度虛弱、瀕臨死亡的時候通知他，因為屆時他就有充分的理由可以進行這種孤注一擲的手術。第二天一早，隨著病患因血壓遽降而變得毫無知覺，吉本通知了愛德華。那名女子隨即被推往手術室，卻在手術檯上斷氣[22]。

吉本雖是個不苟言笑的研究者，用起移液滴管比與人相處還要自在，但他卻為了那名年輕女子落淚。同時，她的死也令他靈光乍現。他曾在一九七〇年時提到：「在那個漫長的夜晚，無能為力地看著那名病患掙扎活命，血液的顏色卻越來越深，靜脈也逐漸擴張，我因此自然而然地想到，如果能從病患腫脹的靜脈中持續取出部分藍色血液，為其注入氧氣，並讓其中的二氧化碳逸出，再把這些恢復紅色的血液持續注入病患的動脈，那麼我們說不定能救回她的性命。這麼一來，我們即可繞過造成阻礙的血栓，而在病患的體外分攤心臟與肺臟的部分工作。」

基本上，吉本與他的助理（也是他的妻子）瑪麗・霍普金森（Mary Hopkinson）可說是將他們接下來的職涯完全投入於這項目標。吉本所有的指導者都勸阻他，認爲他的大志應當用來追求風險較低的計畫。愛德華也不看好吉本提議的研究。那時候的醫學院和現在一樣，都不贊同爲了宏大的理念而投注大量時間與金錢的做法。在一個不發表論文就完蛋的世界裡，你必須讓自己的名字經常出現在頂尖期刊上。吉本的指導者建議他聚焦於迭代問題[23]，這種問題的解決方法也許會調整既有的典範，但不會試圖取代。

不過吉本異常頑固，就算以醫療科學家而言也是如此。他不顧一切繼續前進的結果，是將三十年的學術生涯投注於一個重大構想，而這個構想也永久改變了醫學。

---

[21] 愛德華・邱吉爾本身在一九三四年指出：「連續十次的失敗雖然多少降低了我們的熱情，但我們還是會繼續在適當的情況下施行特倫德倫堡手術。」

[22] 美國第一次成功的肺動脈血栓去除手術，在一九五八年一月十四日施行於波士頓的布里根醫院（Peter Bent Brigham Hospital），當時心肺機早已發明出來。

吉本面對的是個工程問題：如何從體內抽出血液，輸送到一個由金屬與塑膠製成的機器裡充氧，又不至於形成血塊[24]，然後再把這些血液在不產生氣泡的情況下打回體內，以便滋養維生器官。爲了解決這個問題，他需要動物。

初期的實驗對象都是流浪貓，是他和瑪麗用鮪魚及粗麻布袋從波士頓街道抓來的。因爲實驗需要幾個小時準備，所以都得一大早就到實驗室。他們會麻醉一隻貓、切開牠的氣管，再把牠連接於一部人工呼吸器。到了下午三點左右，他們就會開始進行主要步驟：抽出那隻貓的血液，在心臟停止跳動的期間讓那些血液循環至一部機器，再打回牠的體內以維持生命。

經過多次試誤後，他們終於確認採取這樣的架構：藉著阻斷主靜脈與主動脈，把心臟隔離於循環系統外，再以每分鐘約一七五毫升的速率，從頭部的一條靜脈抽血。接著，讓這些血液在接近純氧的環境下，縷縷流過一只旋轉著的金屬圓筒，好讓血液藉由擴散作用吸收氧氣並排除二氧化碳。最後在圓筒底部將這些血液收集起來並加溫後，透過吉本在醫院附近一家二手商店用幾美元買來的一部空氣泵，輸回貓腿上的一條動脈。瑪麗後來指出：「只要我們覺得那隻貓承受得了，或裝置沒有出問題，我們就會繼續用止血鉗完全夾住肺動脈，可是會出錯的東西實在是多得數不清。」

如同吉本所描述的，他們的機器由「金屬、玻璃、電動馬達、水槽、電動開關、電磁鐵等等組裝而成……整個看起來就像某種複雜過頭的荒謬機器」。這部機器經過無數次的改進，最後發展到和平臺鋼琴一樣大。雖然它看起來不怎麼優雅，卻的確有效。到了一九三〇年代末期，吉本已能爲貓狗維持生命達數小時之久，而且最重要的是，還能讓那些動物在機器關閉後重新恢復心肺功能。一九三九年，吉本在一篇論文中發表他的研究成果，標題爲〈在實驗性閉塞肺動脈期間維持實驗對象的生命，並使其於事後存活下來〉。

他後來寫道：「我永遠不會忘記那一天，我們將止血鉗徹底夾緊，完全阻塞肺動脈，在體外血液迴路的運作下，維持動物的血壓穩定不變。太太和我張臂互擁，在實驗室裡手舞足蹈，一面歡笑，一面高聲叫好。」接著又指出：「知道現在世界各地每天都

㉓ 為了接近並得到所需要的目標或結果，不斷重複同樣的過程，稱為「迭代（iterative）」，而每一次迭代所得到的結果，會做為下一次迭代的初始值。

㉔ 這個問題後來藉著使用肝素而獲得解決。約翰霍普金斯大學的醫學生麥克林（Jay McLean）在蠑螈的大腦內發現了它，並在一九二〇年代時，經動物實驗證實肝素是有效的抗凝血劑。

有（心臟）手術進行，雖然令我和其他人深感滿足，但在我人生中，卻沒有別的事物比得上那天，和瑪麗在麻州總醫院那幢老布芬奇大樓實驗室裡共舞帶來的狂喜和欣悅。」

不過，人類比貓咪大得多；人類的血量約是貓的八倍。於是，吉本開始思考要怎麼修改他的機器好供人類使用。他的研究一度中斷，原因是他在一九四一至一九四五年間受徵召，前往太平洋戰場擔任外科創傷醫師。戰爭結束後，吉本回到他的研究計畫，但這時仍有不少重大問題需要解決。血球會被幫浦打碎，蛋白質、纖維蛋白、脂肪與氣體粒子會對維生器官造成傷害。當然，他也必須以更大的機器處理人類更多的血量——不再是汽水罐，而是牛奶桶。

爲了解決這些問題，吉本向ＩＢＭ公司求助，剛好該公司的董事長湯瑪斯・華生（Thomas Watson）是他一名學生的岳父。在ＩＢＭ工程師的協助下，吉本改良了機器：增設濾網以過濾血塊、加大充氧器，並納入特殊的滾軸式幫浦。第二次世界大戰後，從事這類研究的時機已然成熟，當時不論是電腦、核子科技與太空探索等領域，都陸續展開大規模的公私計畫。吉本的團隊善用這個政治環境，將三十億年的演化成果壓縮在二十年的人類高度努力中。到了一九五〇年代初期，他的動物實驗已將死亡率從八〇％降到一二％，因此吉本認爲，把他設計的這部機器試用在人類身上的時機已然來臨。

吉本不是唯一一位致力於研發心肺機的科學家。在一九五〇至一九五五年間，有五家醫學中心都投注於這項工作，而且各有自己的設計。在多倫多大學，威廉．馬斯塔德（William Mustard）研發了一部機器，利用隔離的獼猴肺臟爲血液充氧。在底特律的韋恩州立大學，佛瑞斯特．達德利爾（Forest Dodrill）與通用汽車的工程師打造了一部心臟幫浦，看起來很像凱迪拉克的引擎。在梅約醫學中心，科克林（John Kirklin）與他的同事根據吉本的設計打造了一部心肺機，使用直立充氧器和滾軸式幫浦（這部心肺機最後被稱爲「梅約—吉本充氧器」）。在明尼蘇達大學，李拉海的同事克拉倫斯．丹尼斯（Clarence Dennis）曾參觀吉本的實驗室，並利用吉本當時與他分享的一張草圖自行研發了一部機器，而丹尼斯後來也成爲在人類身上試用心肺機的第一人，對象是六歲的派蒂．安德森，後來不幸死在手術檯上。丹尼斯的第二次嘗試也以失敗收場，原因是他的助手任由儲血槽被抽取一空，結果機器將空氣打入病患的動脈，造成病患當場死亡。根據紀錄，一九五一至一九五三年間，共有十八名病患在心肺機的輔助下接受開心手術，結果有十七人死亡。

後來率先在人類身上「成功」使用心肺機的不是丹尼斯，而是吉本。這個結果可說是恰如其分，因爲吉本不但是構想出心肺機的人，研發這種機器的時間也比別人更長。

經過數十年的動物實驗，吉本的第一次人體試驗是一名十五個月大的女嬰，卻在他慌忙找尋她根本沒罹患的心房中隔缺損時，因出血過多而死（對，那名嬰兒遭到誤診）。吉本在一九五三年三月二十七日又試了一次，這次的對象是十八歲的塞席莉雅．巴佛列克。她是賓州威克斯學院的新鮮人，在過去六個月間曾三度因心臟衰竭住院。

爲了修補她的心房中隔缺損，手術花費了超過五個小時。吉本的機器重達一噸以上，由六名助手管理。在他以棉線縫合那個直徑○．三公分的孔洞時，助手會接管病患的血液循環，時間約三十分鐘。手術過程中發生了一個意料之外的問題：機器因爲血液稀釋劑用完而出現堵塞，必須手動操作。吉本把塞席莉雅與機器分開來後，原本不抱著什麼期望，但她年輕的心臟卻幾乎立刻開始跳動。吉本縫合完胸腔大約一個小時後，塞席莉雅便甦醒過來，而且可以依照指令活動肢體。她的恢復過程很順利，十三天後就能出院，而且後來又活了將近五十年，在二○○○年去世（就在我開始接受心臟科訓練的前一年），享年六十五歲。

《時代》雜誌雖然宣稱吉本「實現了（開心手術的）夢想」，但他卻極度害羞，對公開宣傳避之唯恐不及。只在塞席莉雅同意陪他一起入鏡後，才願意跟他的機器合照。最後，他把關於這項手術唯一的一篇記述發表在《明尼蘇達醫學》這本沒什麼人注意的期刊裡。

在塞席莉雅的手術成功後，吉本又以他的心肺機進行了四次嘗試，但結果都相當糟。他在自己的研究生涯中，雖然表現出高度的堅忍與勇氣，但四名孩童死於他刀下的事實，卻令他深感灰心。以李拉海爲例，他一直非常清楚自己眞正的目標何在，即便面對手術病患死亡時依然如此；吉本卻無法忍受讓幼兒承擔風險的做法，甚至爲了避免這種情形，不惜放棄自己畢生追求的計畫。吉本認定自己的機器還沒有穩定到能安全使用的程度，於是要求暫停使用這部機器一年。吉本後來再也沒有動過心臟手術，至於他的機器，則是由各大學與私人公司接手研究。一九七三年，他在打網球時因心臟病發去世。

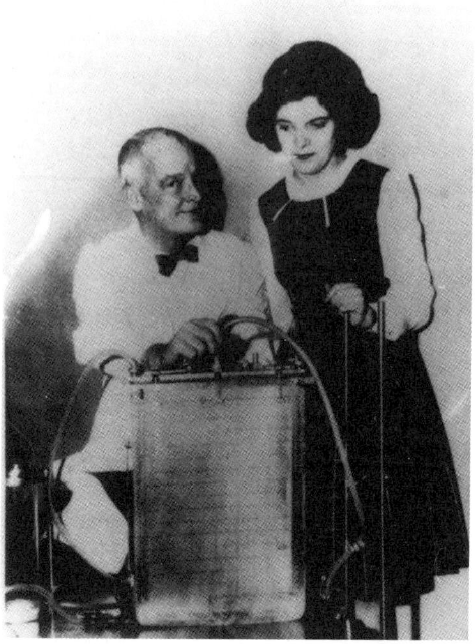

吉本與塞席莉雅・巴佛列克與一部心肺機合照，一九六三年（Thomas Jefferson University, Archives and Special Collections提供）

今天的心肺機大小和一部小型冰箱差不多大，醫院也有全職專業人員操作它。當然，還是不免出現問題：血球會在這種由塑膠與金屬製成的裝置裡被打碎，病患也可能發生中風。有少數但顯著的病患在術後出現若干程度的認知障礙，例如記憶與注意力缺損，以及語言問題。這種症狀稱為「幫浦頭」（pump head），可能在術後持續多年，在許多案例中也可能是不可逆的。這種情形的肇因仍然不明，但可能包括微小的血栓或氣泡、手術期間大腦的血流不足、主動脈內脂肪物質移位以及大腦發炎等。

不過，儘管有這些問題，心

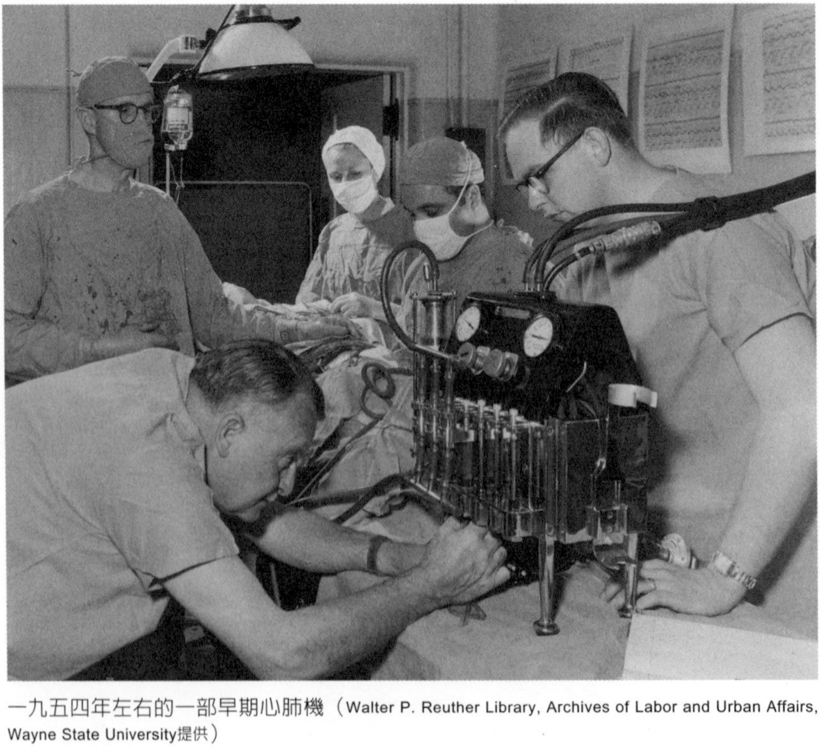

一九五四年左右的一部早期心肺機（Walter P. Reuther Library, Archives of Labor and Urban Affairs, Wayne State University提供）

肺機對過去五十年來心臟手術的進展卻是不可或缺的，挽救了無數性命。早在一九五〇年代初期，開心手術就已是美國醫學技術的指標，吉本的發明更是加速了這個領域的進展。心臟手術的死亡率從一九五五年的五〇％降到一九五六年的二〇％，再到一九五七年的一〇％；到了一九五〇年代末期，即便是最複雜的先天性缺損也都能透過手術修補。「在一九五二年之前，面對因心內畸形而瀕死的兒童，醫師還是只能祈禱盼望他們康復！」李拉海寫道，「但現在有了心肺機，矯正這種病症已成了例行公事。」如同一名作家所言，心臟成了「手術攻堅的對象」。

我的祖父無疑患有冠狀動脈疾病，也幾乎可以確定是死於冠狀動脈血栓。當時如果有吉本的發明可供他使用，那麼我的家族史說不定會出現不同的發展。只可惜，這個領域必須等到一九六〇年，麥可．羅曼（Michael Rohman）醫師才會於布隆克斯進行第一起成功的人類冠狀動脈繞道手術。而一九六七年，勒內．法瓦洛羅（René Favaloro）醫師在克里夫蘭醫學中心成功進行了全世界第一次利用腿部靜脈繞過冠狀動脈阻塞的冠狀動脈繞道手術，這種術式至今仍是標準做法。時至今日，每年全世界有超過一百萬次手術在術中使用心肺機，換言之，平均每天有三千次。

儘管有心肺機，但……

使用心肺機的手術裡，其中一種就是那個聖誕節在法戈市施行的瓣膜手術。手術已進行兩小時以上，夏赫醫師終於用剪刀剪除遭感染的瓣膜。整個過程中，我一直靜靜站在他身邊，感覺雙腿越來越沉重痠痛，心裡納悶著手術還要多久才會結束。夏赫以青黃色的 Gore-Tex 線——和我防寒夾克所使用的材料一樣——穿過固定生物組織瓣膜的布環。那實在是一團混亂，就像降落傘相互纏繞的繩子一樣，堪稱結構上的噩夢。不過，等他把新的瓣膜滑至環形縫線以下，那些縫線立刻理出了秩序，瓣膜也順利落至定位。

完成後，他降低手術檯頭部的高度，這樣要是心臟裡有空氣，就會自然往上升，遠離大腦。灌注師轉動某個旋鈕，減緩心肺機的血流速度。等夏赫解開主動脈的止血鉗，血液便開始沿著冠狀動脈流下來，沖走造成心臟顫動的鉀溶液。心臟開始微弱跳動，幾乎和呼吸器的沉重韻律同步。夏赫拔除胸腔裡剩下的管子。最後，助手用不鏽鋼線縫合了胸骨。

完成後，我有種如釋重負的感覺，主要是因爲病患，但我必須承認也是因爲我想回家。當時已近清晨五點，我覺得自己連站都站不穩。不過，夏赫的神情看起來憂心忡忡。病患的血壓爲七〇／四〇，低得頗爲危險。心臟還沒完全恢復正常功能。和麻醉師商討過後，他把一只灌了氦氣的氣球幫浦放進主動脈，以支撐血壓。夏赫帶著痛苦的神情，拉了一張板凳，坐在仍處於昏迷狀態的病患身邊，然後等待。

我也等了一會兒，希望會有什麼事情發生，好讓我們能收工回家。這時，夏赫已經不再理我了。我到更衣室換回衣服。過了一會兒，一名護理師把躺在硬長凳上的我叫醒，說要載我回家。我們快速行駛在積雪半融的道路上，路面彷彿鋪了一層肉汁洋芋泥。太陽剛升起，沿路的樹木都因爲夜裡下雪而背負著十多公分的積雪。她在家門前讓我下車。我一走進屋裡，立刻就癱倒睡著了。

夏赫並沒有打電話告訴我後來的發展狀況，但第二天我從爸媽口中聽說，那名病患沒能活著離開手術室。儘管有氣球幫浦與靜脈藥物，他的血壓還是不斷下降。結果那天上午七點左右，就在我們抵達醫院的將近七小時後，他不治死亡，是心內膜炎的另一名受害者。在職涯初期的那個階段，這次經驗對我而言是個重要的教訓。不管過去一百多年來，心臟手術出現了多少非凡進展，它仍是一個脆弱的器官；即便我們盡了最大的努力，心臟病患還是不免喪命。

第6章

將管子插進心臟的瘋子

想到心臟的動脈疾病在未來有可能受到預防或遏止，就令人不禁覺得那個未來的時代散發出一道偉大的光環。除了糧食、棲身的住所，以及消弭戰爭之外，大概沒有比這更重要的事情了。

——克勞德・貝克，《胸腔外科期刊》（一九五八）

心導管日常

二〇〇一年，我展開心臟科研究醫師訓練課程時，貝爾維醫院那些昏暗老舊的心導管室看起來似乎已許久不曾翻修過，其歷史說不定可以一路追溯到一九三〇年代，考南德（André Cournand）與理查茲（Dickinson Richards）在這所醫院進行影響後世深遠的心導管術研究——在於測量心臟腔室與冠狀動脈內部的壓力與血流。

牆面的油漆都已剝落，燈罩覆著一層灰塵，血管攝影也還在使用底片，不像曼哈頓其他的主要教學醫院，都已改為數位化。嚴厲的護理師長蘿妲和她那群一身灰白裝束且無精打采的助手，看起來就像是第二次世界大戰的遺跡。蘿妲絕對不會告訴你，她要你做什麼；對她來說，比較容易的做法是等你犯錯後再對你大吼。

我在心導管室的第一個月感覺有如實習——只不過這時候我的歲數已經進入三字頭，也結了婚，接受醫學教育的時間更已進入第七年。我要是問他們，某位病患是否需要進行術前血液檢測，蘿妲或她的助手一定會表現出「你是笨蛋嗎？」的模樣或一臉傲慢，因為術前血液檢測早已規定在他們的工作準則中，而且他們幹這行已有多年。我怎麼會連這一點都不知道？而我又算哪根蔥，竟敢指示他們該做什麼？

要做的工作非常多：詢問病史並檢查病人；照X光、驗血、簽同意書……等等。一天的節奏劃分成許多小小的待辦事項，每個小時都有必須完成的工作。在那麼長的工作時間裡，推動我們的力量其實是恐懼：其中一種，自然是害怕自己忽略了什麼可能對病患造成傷害的東西，但最直接的恐懼是害怕挨罵、害怕自己因處理不當或疏忽而遭到訓斥。於是，我開始覺得自己的心臟科訓練其實是雙軌並行：一方面很清楚的，就是學習關於心臟的知識；但另一方面也是在學習我內心的特質——我是什麼樣的人。

心導管室主任傅克斯醫師對於緩和緊張氣氛一點作用都沒有，因爲他的凌厲目光令人望而生畏，又習於以紆尊降貴的姿態勸別人穿上和他一樣的衣服（藍色刷手衣加白色運動鞋），而且總是裝模作樣地談論著亨利．格林（Henry Green）及其他鮮爲人知的小說家。我第一次跟著他準備進行手術時，他連珠砲似地說了一大串如何操作調節板的指示。調節板是個和小型鍵盤差不多大的塑膠裝置，上面有許多活栓，連接著充滿液體的管線，是心導管術的神經中心。聽著他說明開關活栓的各種方法，並藉此沖洗導管、消除氣泡、把顯影劑注入冠狀動脈等等，我的手不禁微微顫抖。「不管怎麼樣。」他一面說，一面指著一個小小的白色旋鈕，「一定要先轉這個活栓後才注射。」他警告我，如果沒先這麼做，導管內就有可能累積足以導致危險的壓力。一分鐘後，他把導管推入主動脈，經過動脈弓，然後藉著手指的精巧動作將導管插入右冠狀動脈。

「好，可以了。」他說，然後上下左右移動手術檯、調整位置，好讓攝影鏡頭剛好可以對準。他踩著螢光透視踏板（fluoroscopy pedal），藉此控制拍攝冠狀動脈影像的X光源。踏板發出劈劈啪啪的聲音，就像乾柴著火。「注射！」他低吼一聲。我反射性地踩下釋放顯影劑的踏板。「停！」他大喊一聲，「我不是跟你說，絕對不能這麼做嗎？」我全身僵住，納悶著自己做錯了什麼。他立刻轉動那個至關緊要的旋鈕，釋放導管內部的多餘壓力。接著，他命令我退開，然後一腳踩著螢光透視踏板，另一腳踩著顯影劑踏板，自己一個人進行血管攝影。

事情後來漸漸變得比較容易——雖然我沒想到有可能會這樣，但的確如此。一位名叫盧卡斯的資深心臟科研究醫師人很好，拿了一個調節板給我練習，並以循序漸進又專業的姿態，一一解說我應該要熟悉的每個旋鈕和各種組合。我很快就學到，心臟科醫學的實際操作是一項技藝，只要多練習就會進步。我的手並不是特別巧，但是經過了幾個月，我已經能自行完成心導管術的前半段；我也完全沒有預料到，自己能從進行血管攝影中得到滿足感。

這種做法變成了例行公事：鉛製圍裙、消毒手術衣、以媲美壽司師傅的細緻度精心排列我們即將使用的器具。接著，注射一點利多卡因以麻醉鼠蹊部。把針刺入股動脈，針筒內隨即充滿紫紅色的液體。血液噴在無菌單上（有時候也會滴在青石地板上）。把導線插入動脈，用手術刀深深劃出一道切口。膨脹軟組織，形成導管的軌道。推，推。鮮血不斷湧出，不要驚慌。讓導管滑到導線上，迅速和調節板連接起來。好，深呼吸，

深呼吸，可以了……

就像心跳本身，心導管術也是機械且重複性的工作；我們每天都會進行不只幾次。操作上的舒適自在，終究爲我的研究醫師經歷帶來了若干平衡與自信。記憶裡，這還是第一次有身體活動能緩和我的焦慮，並提供一個平靜的空間，讓我安心做事。每當我進行心導管術，外在的世界就會消失幾分鐘。在那幾分鐘內，由我主導的這項醫療程序是唯一重要的事情。在心導管室裡，我是醫師，是匠人，而不只是思考者。看見一條塑膠管子通入心臟這種事，很快就不再令我感到驚訝，但這件事終究才是最令人吃驚的。

幫自己插心導管的瘋子

在歷史上，把任何像是導管這種東西插入人類的心臟，幾乎都被視爲是瘋狂的行爲。不過，這種情形在一九二九年五月一個炎熱的下午出現了改變。在柏林西北部八十公里處的小鎮埃伯斯瓦爾德，名叫福斯曼（Werner Forssmann）的外科實習醫師和狄森（Gerda Ditzen）的護理師，偷偷溜進奧古斯特維多利亞醫院的一間手術室。他們花費了一個多星期，規畫一場祕密會面，但不是爲了男女情欲。

他們悄悄關上身後的門，接著，福斯曼指示狄森躺上手術檯，並把她綁起來、固定她的手臂。在炎熱的高溫下，狄森揮汗如雨，焦躁地等待福斯曼拿起手術刀劃在她身上。狄森全心相信福斯曼對她說的話，認爲自己將在一項改變醫學史的實驗中擔任實驗對象。不過，福斯曼卻另有盤算。福斯曼背對狄森，用殺菌肥皀塗抹在自己的手臂上，然後立刻把麻醉劑注入皮膚與軟組織裡。接著，他用手術刀在手肘內彎處劃開一道長二．五公分的切口。一滴一滴的脂肪與血液，

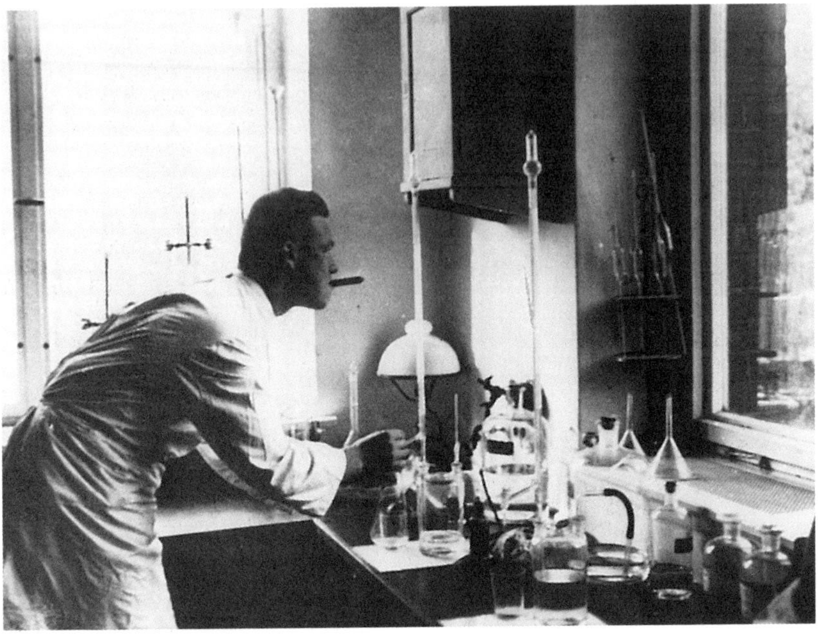

一九二八年前後的福斯曼（The American Journal of Cardiology 79, no. 5 [1997]）

就像成串的迷你葡萄般，隨著刀尖劃過而冒出。

從福斯曼的背景，完全看不出他竟會做出如此膽大妄為且近乎犯罪的行為。他在一九〇四年八月二十九日誕生於柏林，是家中的獨子，父母分別為律師與家庭主婦。金髮藍眼的他，在這個依循著普魯士規則的普魯士家庭裡長大，也懷有普魯士人對法律和秩序的重視。他的父親在第一次世界大戰中戰死沙場，留下他的母親與祖母（他暱稱祖母為「老束腹骨架」，原因是她的個性極為頑固）指導他的早期教育。不過，鼓勵福斯曼學醫的是他的叔叔華特。華特是一名小鎮醫師，福斯曼經常跟著他，搭乘一輛由兩匹馬拉動的黃色馬車出診。頑強務實的華特對膽小害怕之人毫無耐性，還一度強迫少年福斯曼到當地的監獄，割斷一個在牢房裡上吊自殺的囚犯頸上的繩子。

一九二二年，在福斯曼與狄森那場祕密會面的七年前，十八歲的他進入柏林大學醫學院就讀。在第一年裡，動物實驗令他深感噁心。和許多人一樣，這個心性還不夠堅定的年輕人也不喜歡對青蛙進行腦脊髓穿刺術。福斯曼自認幽默地表示，一位教授曾在解剖實驗室裡開玩笑：「通往女人心的唯一道路是陰道。只要從子宮與輸卵管到腹腔，再進入淋巴管與靜脈，即可抵達目標！」也許就是這個笑話啓發了他後來企圖透過血管系統抵達心臟的嘗試。

就讀醫學院的第一年裡，福斯曼迷上了心臟，尤其是一般公認為現代實驗生理學之父的法國科學家貝爾納（Claude Bernard）所從事的實驗。貝爾納把橡皮導管插入馬匹和其他動物的血管並伸進心臟，藉此測量心臟腔室裡的壓力（實際上，「心導管術」一詞就是他創造的）。貝爾納的動物研究讓福斯曼認定，把導管插入人類心臟也會很安全。這名年輕的醫學生想檢查心臟的壓力與血流，以期理解並操控心臟的基本功能，就像我們面對複雜機器的做法一樣。他無疑是想消除心臟的情感聯想，單純把人類的心臟視為一具幫浦，就像動物一樣，但這在當時仍是深深引人反感的觀念。

一九二八年春季，福斯曼畢業後來到埃伯斯瓦爾德，加入奧古斯特維多利亞醫院的外科團隊。開始實習後不久，福斯曼向他的上司理查．施奈德（Richard Schneider，一名樸實而拘謹的管理者，也是福斯曼家的世交）提到自己對心導管術的興趣。他描述了一個極為大膽的計畫，也就是將一根細軟管插入靜脈裡，然後沿著上腔靜脈伸進心臟右側。不僅如此，他還想在活人身上這麼做，而那個人就是他自己。

施奈德立刻禁止他進行這項計畫。人類心臟是個不可侵犯的聖地；用外來物體侵入心臟，不管在醫學或文化上都是禁忌。如同大多數的中階學術管理者，施奈德也對這類冒險行為毫無興趣。「別忘了你母親。」施奈德激動地說，「想想看，你媽已經失去了她的丈夫，如果我得通知她，說她的獨子因一項由我核准的實驗而死在我的醫院裡，會是多糟糕的事情。」儘管如此，施奈德倒也不願徹底打壓福斯曼的這項構想，於是提議他先在動物身上嘗試這種做法。

不過，自視極高、充滿野心，又對學術界行事方式欠缺了解的福斯曼，並沒有放棄這個想法。他說服了同是實習醫師的彼得．羅梅斯（Peter Romeis）幫助他進行這項實驗。據說福斯曼與狄森護理師祕密會面的一個星期前，他與羅梅斯相約在醫院內的一間手術室裡。在羅梅斯的協助下，福斯曼在自己的左臂劃開一道切口，將一條橡皮膀胱導管插入前臂靜脈，並排出了手部的血液。可惜那條導管只有三十五公分長，所以通不到心臟（成人從手部到心臟的距離約爲六十至八十公分）。福斯曼堅持要走到螢光透視檢查室去照射X光，以記錄導管的位置，沒想到羅梅斯因此而感到驚慌，把導管拔了出來（但日後福斯曼對記者勞倫斯．奥特曼〔Lawrence Altman〕表示，這個他自己廣爲流傳的故事其實是捏造的）。羅梅斯後來說，他向來覺得福斯曼是個「頗爲古怪的人，總是獨來獨往，極少和同事有社交往來。我們從不知道他到底是在沉思，還是心智不健全」。

儘管這種做法大多需要掩人耳目，但自我實驗在醫學界其實歷史悠久。如同記者奥特曼所詳述的，數百年來，醫師與科學家經常拿自己當研究實驗品。有些人之所以這麼做是出於道德上的理由，希望在別人身上施行一項實驗前，先由自己承擔實驗風險。除此之外，也有實際上的考量：要為研究找尋實驗對象不一定是件容易的事。

舉例來說，十八世紀時，英王喬治三世的御醫亨特（John Hunter）故意把一名淋病病患分泌的膿汁注入自己的陰莖，藉此探究這種疾病的傳播方式，結果因此感染了淋病以及梅毒（那名病患顯然同時患有這兩種疾病）。一百年後，秘魯首都利馬一位名叫卡里翁（Daniel Carrión）的醫學生將一名男童的血液注射進自己體內，原因是該男童患有「秘魯疣（verruga peruana）」這種當時在秘魯很常見的疾病。卡里翁這麼做，就是為了證明秘魯疣與「奧羅亞熱（Oroya fever）」其實是同一種感染的表現。結果卡里翁陷入昏迷，三十九天後便死亡。

不論福斯曼的動機是什麼，他終究靠著花言巧語說動狄森這名保管儲藏櫃鑰匙的外科護理師，幫他拿了一條比較長的導管。當時的他就如他自己後來所寫的，有如「一隻嗜吃甜食的貓，徘徊在奶油罐旁邊」，不斷纏著她。一個星期後，一九二九年五月十二日下午，當他的同事都在待命室裡睡午覺的時候，福斯曼做好了再次嘗試的準備。狄森還以為自己會是福斯曼的第一個實驗對象，但福斯曼其實另有打算。

福斯曼劃開自己左肘內彎處的皮膚後，以金屬鉗撐開傷口，好看清楚內部的狀況。

他往下劃至前臂靜脈，並不時用布吸走滲出的鮮血，以免阻擋視線。他把那條靜脈拉到皮膚表層，其顏色與質感都有如蚯蚓。他綁住了靜脈，好讓出血量降到最低。再將它切斷，裡面的血液隨即排空，扁塌了下去，變得如薄膜一般。福斯曼把狄森交給他的那根六十五公分長的導管插入靜脈後，開始往前推。他後來表示，那條軟管邊刮著靜脈壁邊前進的時候，他可以感覺到一股溫熱，還忍不住輕微咳嗽，他認爲這是體內的主要副交感神經——迷走神經受到刺激的結果。在這段時間裡，狄森顯然不停抗議掙扎，福斯曼便在還有一小截導管垂在他鮮血淋漓的手臂外的情況下，解開了狄森的束縛，並要求這名憤怒的護理師跟著他一起到螢光透視檢查室幫他照相。也許是因爲意識到他們即將創造歷史，也或者是對那名自殘的實習醫師心懷恐懼，狄森乖乖聽了福斯曼的話。

他們悄悄來到樓下的螢光透視檢查室，福斯曼躺在一張擔架床上，狄森則是把一面鏡子舉在他面前，好讓他能看見攝影機螢幕上的導管末端位置。第一張X光照片顯示導管尚未抵達目的地，因此福斯曼又把導管進一步往內推，幾乎把整條導管都推進手臂裡。就在這時候，福斯曼的同事羅梅斯頂著一頭蓬亂的頭髮與惺忪的睡眼，衝進檢查室，試圖阻止福斯曼（顯然醫院裡傳言福斯曼打算自殺）。羅梅斯看到福斯曼一語不發且臉色蒼白地躺在病床上，床單沾滿鮮血，導管仍插在手臂裡，雙眼盯著天花板。「你在幹什麼？」羅梅斯大喊。福斯曼說他不得不在羅梅斯的「小腿踢上幾下，好讓他冷靜下來」。

福斯曼把導管的最後幾公分推進去，末端通過他的腋下並進入了右心房。這是自然哲學家與醫師等待且恐懼了好幾百年的重大時刻——實際上應該說是一項違抗行爲。狄森與一名嚇壞了的放射師拍了一張照片，以記錄導管的位置，之後福斯曼就把管子從體內拉了出來。

施奈德得知福斯曼所做的

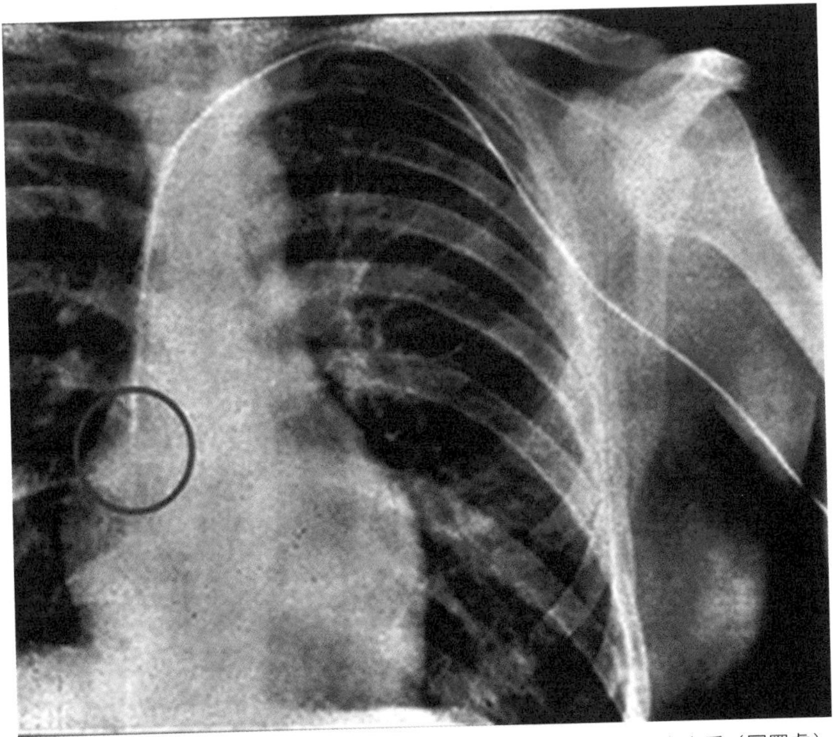

福斯曼為自己插入導管的X光影像，顯示一條導管經由他的手臂通入右心房（圓圈處）
（經同意翻印；摘自W. Forssmann, *Klinische Wochenschrift* 8 [1929]: 2085-87）

事情後，對他沒有服從自己的勸告氣憤不已，但還是（在附近一家酒館喝酒時）承認，福斯曼對醫學做出了一項重要貢獻。「就說你應該先在大體上試過，然後才施行在自己身上。」施奈德不希望福斯曼被科學界視爲瘋子。無論如何，他這名門生在埃伯斯瓦爾德並沒有什麼發揮的空間，於是建議福斯曼轉調到比較研究導向的機構，好追求興趣。

推翻心的禁忌

幾個月後，福斯曼在柏林的夏里特醫院接下了一份無給職。一九二九年十一月，他在自己身上進行的實驗發表於《臨床週刊》這本頂尖期刊裡。他的論文〈探索右心室〉獲得媒體廣泛的報導，但福斯曼在醫學界卻被嘲諷爲江湖郎中。他的做法沒有明白可見的應用方式（關於這一點，短短幾年後即告改變），而且福斯曼主張心導管術可用來研究新陳代謝或施行心肺復甦這種異想天開的提議，也沒有爲他贏得任何支持者。此外，德國頂尖外科醫師恩斯特．安格（Ernst Unger）謊稱自己早在許多年前就已進行過心導管術，但福斯曼並未適切地承認他的成果。不過，這項說法遭《臨床週刊》的編輯駁斥。

在爭議纏身的情況下，才二十六歲的福斯曼因此遭到解雇。據說他的上司，同時也是德國的頂尖外科醫師紹爾布魯赫（Ferdinand Sauerbruch），曾這麼對福斯曼說：「你比較適合在馬戲團工作，而不是在信譽良好的醫學中心。」

一九三〇年一月，施奈德允許福斯曼回埃伯斯瓦爾德，於是這位年輕的醫師回到這裡繼續從事他的導管實驗。福斯曼終於進行了動物研究，在他母親住的公寓裡養了實驗用的狗。他會對這些狗注射嗎啡，然後將牠們塞進布袋裡，再用摩托車載到醫院去。第二年，福斯曼也在自己身上進行了更多實驗，把顯影劑注入自己的心臟，以便在X光照射下更清楚地觀察心臟的功能。儘管照片品質不佳，實驗也大多不成功，但福斯曼還是沒有罷手，直到他手臂上所有能用的靜脈都已傷痕累累（鼠蹊部也有幾條靜脈無法倖免）。儘管如此犧牲自己的身體，他在外科研討會上的演說卻總是被排在議程的最後，也極少受到注意。在研究缺乏進展且備受忽視的情況下，福斯曼於是放棄心臟科而轉向泌尿科。最後，他在黑森林的一座小鎮開業，就像他的叔叔華特一樣。

幸好，福斯曼的自我實驗並沒有徹底遭到忽略。一九三〇年代末期，原本服務於哥倫比亞長老教會醫學中心的考南德與理查茲這兩位美國科學家，後來轉到紐約市的貝爾維醫院服務，在無意間發現了福斯曼的這項技術，並用來測量心壓與血流。他們先是在狗與黑猩猩身上這麼做，後來更應用於人體。在戰爭逼近的情況下，他們的研究獲得了贊助，原因是聯邦政府致力支持有助於治療創傷性休克的血液循環研究。貝爾維醫院這兩位科學家花費超過十年的時間，利用直徑只有幾公釐的改良膀胱導管，來研究先天性心臟疾病、心包病變與風濕性心臟病患者的血流動態。也因爲他們，美國心臟醫學從此進入了新時代㉕。

一九五六年，在福斯曼那項開創性實驗的將近三十年後，考南德、理查茲與福斯曼以他們「在心導管術與循環系統病變方面的發現」共同獲得諾貝爾生醫獎。考南德在得獎演說中向福斯曼致敬，指稱心導管術是發現人類心臟複雜生理機制的「鎖鑰」。的確，心導管術無疑是二十世紀最重大的一項醫學發現，由此衍生出來的應用甚廣，例如冠狀血管攝影、冠狀動脈支架與右心研究，並挽救了無數人免於早夭。福斯曼則是宣稱他覺得自己「像是個剛得知自己被任命爲主教的小鎭牧師」。不過，他雖然獲得諾貝爾獎，卻沒有再返回心臟研究這個領域。「這個學科已經進展得太遠了。」他寫道，「客觀考慮後，確定自己絕對不可能跟得上進度。」於是他認定「比較誠實的做法，就是以身爲頂尖化石的角色爲足」，繼續擔任泌尿科醫師，後來在一九七九年六月一日因心臟病發去世。

福斯曼進行那項劃時代的實驗後不到十年，觸碰心臟的禁忌便遭到推翻。科學家探索了通往動物與人類心臟的每一條路徑：經胸骨下方、穿過肋骨、經乳頭下緣、穿過左心房、穿過主動脈、穿越胸骨上切跡（也就是胸骨上方與喉嚨下方的柔軟部位），甚至是穿過背部——從而史無前例地獲得了「管道」，好理解這個一度充滿神祕性的器官所具備的生理結構。

不過，正如科學當中常見的情形，觸碰心臟的禁忌被打破後，隨即又轉向為另一種同樣不可觸犯的禁忌：接觸心臟如蘋果般大小的腔室是一回事，但是把針插進爲那些腔室供應血液的冠狀動脈，可是另一項全然不同的挑戰。冠狀動脈很小，直徑不到五公釐。一旦遭到脂肪斑堵塞，直徑更可能縮小到只有頭髮粗細。沒有人認爲能安全地將顯影劑注入冠狀動脈，因爲一旦用導管堵住冠狀動脈，就算只有短短幾秒鐘，也恐怕會引

㉕ 美國以外地區的進展較緩慢。倫敦一位名叫麥克麥寇（John McMichael）的醫師想在他自己的休克研究裡使用心導管術。他聯絡了考南德，考南德也分享了這種技術的資訊。不過，麥克麥寇的一名同事警告他，說這種技術很危險，如果因病患死亡而被控殺人罪，在法庭上不會有人為他辯護。

發致命的心律不整；即便是膽大無畏的福斯曼，也從來不敢對冠狀動脈輕舉妄動。

只有在解剖時，才有可能研究冠狀動脈。動物研究雖未證實廣泛存在於醫師之間的恐懼，但人類的心臟確實再度被認定具有不可干預的獨特性質。這種情況有必要維持下去嗎？在第二次世界大戰後，冠狀動脈成了心臟醫學當中的新疆域，也是眾人追求的終極目標。

第7章

壓力造成的傷害

腦子裡的每一項情感，不論伴隨著痛苦或愉悅，還是希望或恐懼，都會引起激動，對心臟造成影響。

——哈維，《心血運動論》（一六二八）

美國有史以來最大規模的醫學研究

在心導管室裡，我能觀察到冠狀動脈疾病造成的後果：硬化的斑塊、阻塞血管的血塊。但這種疾病爲什麼會發生？這是在二十世紀中葉令科學家百思不得其解的問題，儘管當時心肺機已在研發中，心導管術也正在改進（醫學界經常如此，治療的進展速度總是比理解還快）。不過，到了一九六〇年代，儘管還不完整，但醫師對這個問題的答案已經有了概念，且此一概念來自第二次世界大戰結束後不久，在麻州一座小鎮展開的一項研究，這項研究幾乎定義了現代的心臟疾病科學。

促成「佛萊明罕心臟研究」的動力十分明顯。一九四〇年代期間，心血管疾病是美國的主要死因，死亡人口中，有將近一半都是死於這種疾病。不過，當時人類對心臟疾病的知識，連要填滿現代教科書裡短短的一個章節都不夠。舉例來說，當時的醫師還不知道，心肌梗塞是由冠狀動脈的完全堵塞或近乎完全堵塞所引起。值得一提的是，這種機制直到一九五五年才開始有大眾文學提及：在《蘿莉塔》這部小說中，男主角亨伯特死於「冠狀動脈血栓」。至於心絞痛這種因爲冠狀動脈血流減少而引起的胸痛，究竟是心理因素，還是器官或組織等器質性因素造成的結果，在當時也仍未有定論。幾年前，醫師湯瑪斯．王（Thomas Wang）和同事才在知名醫學期刊《刺胳針》裡寫道：「對心臟疾病預防與治療的了解少之又少，以致大多數美國民衆都認定罹患心臟疾病必然不免早夭。」

因這種無知而喪命的其中一名受害者，正是美國第三十二任總統羅斯福。在總統任內大部分的時間裡，他的健康狀況都相當不好；儘管他的醫師、家人乃至記者全都串通好，呈現出他身體強健的形象。舉例來說，極少有人知道羅斯福是在三十九歲感染小兒麻痺後才坐輪椅的。

羅斯福的私人醫師麥金泰爾上將（Ross McIntire）是耳鼻喉專科醫師，他似乎完全不把羅斯福在四屆總統任期內血壓不斷升高的情形當一回事。羅斯福在一九三七年展開第二任總統任期的時候，血壓是一七〇／一〇〇（今天認爲血壓的正常值是低於一四〇／九〇）。日本在一九四一年轟炸珍珠港時，他的血壓是一九〇／一〇五。等到美國士兵在一九四四年六月登陸諾曼第的時候，他的血壓已高達二二六／一一八，足以威脅性命。一九四五年二月的雅爾達會議上，邱吉爾的醫師記錄下羅斯福「帶有動脈硬化的所有症狀」「我認爲他只剩下幾個月的壽命」，但麥金泰爾卻堅稱總統非常健康，他的身體問題「只是這個年齡的正常狀況㉖」。

羅斯福在他最後一次發表的國情咨文演說中宣稱，「一九四五年可以是人類歷史

㉖至少英國人沒有這樣的錯覺。邱吉爾在一九四三年五月造訪白宮時，曾問自己的醫師有沒有注意到羅斯福「顯得很疲勞」，並語帶不祥地指出：「這裡的美國人無法相信，羅斯福的人生已走到了盡頭。」

上成就最高的一年」。然而在這場演說後不到一個月，他的身體狀況明顯惡化。很久之前，羅斯福就曾因爲呼吸急促、大量出汗及腹部腫脹，被送入貝塞斯達海軍醫院，而這些都是鬱血性心衰竭的典型跡象。布魯恩（Howard Bruenn）是當時美國僅有的幾百位心臟科醫師之一，他診斷總統的狀況是「高血壓性心臟病與心衰竭」。不過，但他並沒有什麼治療方式可用。他要求羅斯福服用毛地黃、控制飲食中的鹽分，但羅斯福的血壓還是持續上升，並一直維持在足以威脅性命的高點。一九四五年四月十二日，羅斯福因中風與腦出血去世，享壽六十三歲。他生前的最後一句話，是他在喬治亞州溫泉鎮休養期間，坐著讓人繪製畫像時所說的：「我的頭好痛。」

羅斯福的死雖是國家的悲劇，卻不是枉然。國會在一九四八年通過《國家心臟法案》，宣稱「國家的健康深受心臟與循環系統的疾病所威脅」。杜魯門總統簽署了這項法案，指心臟疾病是「我們最嚴峻的公共衛生問題」。憑著這條法律，在美國國家衛生研究院轄下成立了國家心臟研究院，以倡導對預防及治療心血管疾病的研究。最早撥出的一筆款項，就是爲了補助美國公共衛生署所從事的流行病學研究。

所謂的流行病學

流行病學主要在探討疾病的生態：疾病什麼時候在什麼地方出現或沒有出現。一八五四年，維多利亞女王的御醫史諾（John Snow）針對爆發於倫敦蘇活區的一場霍亂大流行進行調查，並因此進行了全世界第一次流行病學研究。史諾出生於約克鎮，這個小鎮位於兩條備受糞便與廢水汙染的河流交匯處。他的童年經歷很可能令他深刻注意到一個社區對潔淨用水的需求。

根據在蘇活區疫情爆發前約十年所從事的研究，史諾斷定霍亂是由「汙穢的物質」所傳播，而不是像他在倫敦醫學會的同事所認爲的那樣，是經由骯髒的空氣傳染。他這項理論的部分根據，就是屠宰場雖被視爲是霍亂的溫床，但屠宰場工人並不比一般大衆更容易感染霍亂。當倫敦在一八五四年爆發霍亂疫情的時候，史諾把目標鎖定在一口井。他到戶籍登記總局查出蘇活區所有霍亂死亡病例的居住地址，結果發現大多數的病例都聚集在寬街的一具抽水幫浦附近。他充分發揮自己一絲不苟的性格，也同時研究了未感染霍亂的蘇活區居民——例如鄰近一所監獄裡的囚犯，那所監獄並沒有使用寬街的抽水幫浦；還有一座釀酒廠的工人，他們的工頭叫做賀金斯先生，他向史諾表示，自己的手下只喝釀酒廠本身水井裡的水（除此之外，就是他們自己生產的麥芽酒）。

史諾雖然不知道有病菌這種東西[27]，卻還是藉著說服當地教區的管理委員會，拆掉抽水幫浦的把手，讓人無法再從井裡取水，進而控制了這場造成六百一十六人死亡的疫情。直到後來，倫敦當局才藉著研究井水樣本，證明那具幫浦遭到鄰近一座汙水池的廢水汙染，因此引發了史諾所謂「這個王國有史以來最慘重的霍亂疫情」。史諾的調查拯救了許多人的性命。同樣重要的是，他的調查也證明了，就算在肇因仍未獲得確切理解的情況下，疫病一樣可以得到控制。

在史諾的研究與流行病學的後續發展下，美國公共衛生當局將目標鎖定在急性傳染病，例如霍亂、肺結核與痲瘋病，而非慢性傳染性疾病；至於心臟病這種長期的強力殺手，則是極少受到注意。不過，在羅斯福死後，創立戰區瘧疾控制辦公室（美國疾病管制中心的前身）的公共衛生署助理署長穆廷（Joseph Mountin）滿心想矯正這種差別待遇。如同十九世紀中葉的霍亂，當時世人對心臟疾病的引發因素也知之甚少。心臟疾病的危險因子能否像當初史諾研究霍亂疫情的受害者那樣，藉著研究患者辨識出來？

美國社會在第二次世界大戰後的氛圍對這樣的調查有利：新醫院不斷動工興建，美國國家衛生研究院持續擴張，聯邦政府對基本與臨床研究的投入程度也越來越高。此外，一位深受愛戴的總統才剛告別人世。在這樣的環境裡，事情因此進展得相當快。到了一九四八年夏季，美國公共衛生署已和麻州衛生局商討出心臟疾病流行病學研究的基本架構。這項計畫很自然選擇了麻州，因爲波士頓內部與周圍有不少頂尖的醫學院，諸如哈佛大學、塔夫斯大學與麻州大學，該州的衛生局長對研發心臟疾病篩檢工具的先導研究也「充滿熱誠」。在哈佛醫師的支持下，位於波士頓以西約三十公里的佛萊明罕獲選爲研究舉行地點。

佛萊明罕心臟研究

十七世紀末的佛萊明罕還是個農業城鎮，不過那裡除了設立第一座師範學院與第一座女子監獄，對於附近的小鎮塞林來說，佛萊明罕也爲想逃離獵巫運動的居民提供了一

㉗ 三十年後的一八八四年，德國醫師柯霍分離出「霍亂弧菌」這種造成霍亂的病菌。

個避難所。在南北戰爭期間，佛萊明罕是麻州第一座成立志願部隊的城鎮。不過，到了一九四〇年代，佛萊明罕已轉變爲一座中產階級工業城。兒童在樹影婆娑的街道上玩著澆花用的長水管，鎮上兩萬八千名居民大多住在獨幢住宅裡，家庭年所得中位數爲五千美元左右（約等於今天的五萬美元，簡單來說，不算寬裕）；當然，其中不免有些例外，例如羅斯福總統的兒子詹姆斯，在塞林端路擁有一整片莊園。佛萊明罕居民的飲食大多以肉和馬鈴薯爲主，而且就像美國其他地區，這裡吸菸的人口也占半數左右。這裡的居民絕大部分都是西歐裔的白人，據信足以代表第二次世界大戰結束後的美國人口。

佛萊明罕研究核心的關鍵問題是：在未明顯罹患心臟疾病的人身上，能否預測心臟病發作的風險？這項研究計畫打算對約五千名年齡介於三十至五十九歲的健康人士進行長達二十年的追蹤，直到有夠多的人罹患心臟疾病。在此同時，也會辨識與心臟疾病相關的因子（並希望日後能加以修正，以便提供健康人士預防疾病）。當時假設的因子有神經與心智狀態、職業、經濟地位，以及例如苯丙胺這類刺激物的使用。把心臟疾病與膽固醇連結在一起的研究，雖然早在數十年前就已經出現（聖彼得堡的研究人員在一九一三年以實驗證明，餵食兔子大量富含膽固醇的食物，會造成動脈粥狀硬化斑），但不管是醫師還是美國大衆，當時都還沒有太多人知道這項資訊。

佛萊明罕研究一開始支出的費用並不多，大約九萬四千美元，主要用於購買事務用品（包括爲抽菸的研究人員購買菸灰缸）。公共衛生署助理署長穆廷挑選梅多爾斯（Gilcin Meadors）這名年輕的公共衛生署官員，擔任第一任研究主持人。出生於密西西比州的梅多爾斯，八年前才剛從杜蘭大學醫學院畢業。獲得這項職務時，他還在約翰霍普金斯大學攻讀公共衛生碩士學位。除了缺乏經驗，梅多爾斯還面臨許多挑戰。他必須說服當地醫師與美國公共衛生署合作，但其中許多人並不信任聯邦政府。此外，由於健康人士發展出心臟疾病的時間很長，因此將近半數的合格鎮民都必須同意參與這項研究，而且他們的遷出率必須低到可以忽略不計。

這項研究招募啓事在一九四八年十月十一日刊登於當地報紙的一則小廣告裡。接著，梅多爾斯這位少年得志的年輕流行病學家展開了行動。他不是一般那種呆板乏味的官僚，而是迷人又善於與人打成一片的年輕人。他出席鎮民大會、結交民間領袖，一大群退伍軍人、律師與家庭主婦被他的宏大抱負所打動，紛紛幫忙散播這項研究的消息。梅多爾斯招募的人員挨家挨戶登門拜訪、在電訪中心勤撥電話，並現身於教堂、家長會與社區團體。他們的任務是找到研究志願者，這些志願者必須在沒有任何直接利益的承諾下，仍願意向聯邦政府透露個人私密資訊（儘管梅多爾斯說這項研究終究會帶來「修正個人習慣與環境的建議」）。不到幾星期的時間，預計在春季招募的人數就已額滿。

第一份研究問卷包括個人與家庭病史、父母死亡年齡、習慣、心理狀態，以及用藥狀況。政府所任命的醫師檢查研究參與者的眼睛，並對他們的肝臟與淋巴結進行觸診；研究參與者還接受血液和尿液檢查，也拍攝了X光片與心電圖。雖然研究開始前就考慮過是否加上膽固醇檢驗，但還是等到研究實際開始後才做。

經過一年，這項研究的主導權轉移到了新成立的國家心臟研究院。該機構改變了這項計畫的性質，使得研究方法更加嚴謹。比起之前招募志願者，現在的做法改爲隨機挑選研究對象，從而消除了一項偏誤來源。此外，焦點也轉向調查生物危險因子，而不是「心理社會」危險因子——關於性功能障礙、精神問題、情緒壓力、收入與社會階級等問題都遭到忽視。國家心臟研究院的統計學家發明了一種稱爲「多變量分析」的方法，計算共存於一種疾病表現的多項因素中，各因素的相對重要性（佛萊明罕研究的科學家一開始聚焦於年齡、血清膽固醇、體重、心電圖異常、紅血球數、吸菸量和收縮壓）。這使得佛萊明罕研究在一九五〇年代期間呈現出來的面貌，如一名研究人員所言：「在臨床上相當狹隘，對心臟疾病的心因性、體質性或社會性決定因素都無意調查」。後來也證明，這是一大缺陷。

密切監控了五二〇〇名左右的研究對象近十年後，研究人員在一九五七年發表了一篇關鍵論文（至今發表的論文已近三千篇），顯示高血壓患者發生冠狀動脈心臟病（冠心病）的機率，比一般人高出將近四倍；幾年後，也證明高血壓是中風的主因之一。參與佛萊明罕研究的科學家提及羅斯福總統的英年早逝，指出「有越來越多證據顯示，一般人所認知的高血壓以及它對心血管造成的後果，有很多可能都是錯的」。就連羅斯福的心臟醫師布魯恩也寫道：「我常想，如果當時就已存在控制高血壓的現代方法，歷史不曉得會有什麼樣的發展。」

在之後發表的佛萊明罕研究論文中，陸續辨識出額外的冠狀動脈疾病危險因子，包括糖尿病與高血清膽固醇。一篇論文發現，在心臟病發的病例中，有近五分之一都以猝死爲第一也是唯一的症狀，而這項發現也證實了數以百萬計美國民衆所懷有的深切恐懼。到了一九六〇年代初期，吸菸行爲與心臟疾病的關聯獲得確證——在先前的研究裡，吸菸者都因爲壽命不夠長，導致研究者無法得出確切結論。這項發現促成了第一份對吸菸的健康危害提出詳述的公共衛生署長報告。一九六六年，美國成爲第一個強制在香菸包裝上標示警語的國家。四年後，尼克森總統簽署了一項法案（主要是因爲佛萊明罕研究的發現），禁止電視與廣播電臺播放香菸廣告，這是公共衛生在二十世紀下半葉獲致的一大勝利。

一九六〇年代末期，佛萊明罕研究因缺乏資金差點被迫中止。那段時期發生了許多令決策人士疲於奔命的事件：暗殺行爲、暴動、民權運動和越戰；這使得在麻州某個小鎭所舉行的流行病學研究，看起來實在不值得給予太多注意。於是，研究人員前往全國各地募集私人捐款。捐贈者包括某些出人意料的組織，例如菸業協會與生產午餐肉的奧斯卡邁耶公司。最後，由於有心臟科醫師保羅·杜德利·懷特（Paul Dudley White）這位尼克森總統的私人醫師爲這項研究展開遊說，才重新獲得聯邦資助。

佛萊明罕研究把醫學的注目焦點，從治療心血管疾病轉向對高風險人士採取預防措施；而事實上，「危險因子」一詞正是在一九六一年由佛萊明罕研究人員首先提出的。一九九八年，在我就讀醫學院期間，佛萊明罕研究人員發表了一項公式，以已辨識的重大獨立心臟疾病危險因子爲基礎，包括家庭病史、吸菸、糖尿病、高血清膽固醇和高血壓，計算個人在未來十年內罹患心臟疾病的風險。前面提到，我第一次接受電腦斷層掃描，並發現自己有冠狀動脈硬化斑塊後，就利用了這道公式進行風險計算。今天，我們知道以這類危險因子爲探究目標的計畫，有助於增進公衆健康。舉例來說，近來一項追蹤兩萬名瑞典男性長達十二年之久的研究顯示，心臟病發的病例中，有高達近乎八成都可透過改變生活型態來預防，例如健康飲食、適量飲酒、不吸菸、增加身體活動、維持正常體重等。這五項全都做到的男性，心臟病發的機率比未做到的男性低了八六%，而這正是佛萊明罕研究所啓發的。

先前一項針對八八〇〇〇名左右年輕女性護理人員所進行的研究發現，採取健康生活型態的研究對象（不吸菸、擁有正常體重、每週至少運動兩個半小時、飲酒適量、飲食健康，而且極少看電視），在長達二十年的追蹤後，都幾乎沒有罹患心臟疾病。

那，白人以外的族群呢？

就增進對冠狀動脈心臟疾病的理解來說，佛萊明罕心臟研究雖然極為重要，卻沒有呈現出事情的全貌。舉例而言，佛萊明罕風險模型似乎無法同樣適用在白人以外的族群。梅多爾斯以及早期的佛萊明罕研究者都認知到，缺乏多樣性的研究對象是這項研究的一大限制[28]。

我在醫學院使用的那具大體，還有我的祖父又如何呢？一九五九年，第一份顯示印度男性罹患早發性心臟疾病風險較高的研究論文，發表於《美國心臟期刊》。比起佛萊明罕的男性居民，印度男性雖然在高血壓、吸菸和高膽固醇等項目的發生機率都較低，也較常攝取素食，但罹患心臟疾病的機率卻是美國男性的四倍之多。在今天的南亞，心臟病發的病例中，有相當比例都是完全不具佛萊明罕危險因子或只有一項的男性。過去半世紀以來，在印度城市地區，冠心病的發生率增加了三倍，鄉村地區則是增加了兩倍。這段期間裡，美國初次心臟病發的平均年齡提高了十歲，在印度卻降低了十歲左右。相較於白人，南亞人更容易罹患血管冠狀動脈疾病，也較容易罹患更致命的前壁心肌梗塞[29]。再過不久，全世界的心臟病患將有半數以上都是南亞人。南亞人的基因或環境中到底帶有什麼因子，造成這麼多的心臟病患？我們需要一項類似於佛萊明罕的研究來回答這個問題[30]。

不過，幾乎可以確定的是，必然有些心血管疾病危險因子並未被佛萊明罕研究辨識出來：其中有些可能屬於國家心臟研究院在一九五〇年代初期接手這項研究之後，決定排除的「心理社會」領域。以日裔移民爲例，冠狀動脈疾病在日本是相對少見的疾病，但與居住於日本的民衆相比，定居於夏威夷的日裔移民罹患的比例卻高了將近兩倍；定居於美國本土的日裔移民更是高達三倍。部分的解釋是，或許日裔移民接受了不健康的美國習慣，例如靜態生活或有大量加工食品的飲食。儘管如此，佛萊明罕危險因子還是無法完全解釋這樣的差異。

一九七〇年代初期，馬穆爵士（Michael Marmot）與他在柏克萊加州大學公共衛生學院的同事，針對居住在舊金山灣區的近四千名中年日裔男性進行研究。結果發現，在仍維持其日本根源的移民人口中（這點可由調查結果證明，包括閱讀日文的能力、說日語的頻率，以及擁有日裔同事的頻率等），心臟疾病的普及度遠低於較融入美國文化的移民人口，就算他們的血清膽固醇與血壓方面和美國人相去無幾也一樣。「傳統」日裔移民罹患冠狀動脈疾病的機率，和居住在日本的日本人相當，但在「西化」的移民中，冠狀

㉘ 在後續年間，佛萊明罕研究者於研究中添加了一千名左右的少數族裔研究對象，以求了解心臟疾病為什麼會超乎比例地發生在某些群體身上，並且辨識新的危險因子。

㉙ 由於此處的面積較大，在所有類型的梗塞中，前壁心肌梗塞的預後最差。

㉚ 美國國家衛生研究院已在舊金山灣區和芝加哥這兩大都會區招募約九百名南亞人士，展開了此項稱為「美國南亞族裔動脈粥樣硬化介質」的研究。研究人員聚焦於新的危險因子，包括惡性膽固醇（先前的研究顯示，南亞人的膽固醇粒子可能較小又較密集，所以更容易造成動脈硬化）以及其他社會、文化與遺傳方面的決定因素。

動脈疾病的普及率至少高出三倍。「保有日本人的群體關係，與罹患冠心病的機率較低有關。」作者的結論指出。因此，他們宣稱文化適應是外來移民人口罹患冠狀動脈疾病的一大危險因子。

如果說，切斷傳統文化連結會提高罹患心臟疾病的風險，那麼關於心血管健康，心理社會因素也必然扮演了一定程度的角色。今天，我們知道這一點在人類社會的許多階層中都眞實無虛。以居住於貧窮都會中心的美國黑人爲例，高血壓與心血管疾病的普及度遠高於其他群體。有些人認爲遺傳是決定性因素，但這種解釋不太可能成立，因爲美國黑人罹患高血壓的機率遠高於西非黑人。此外，在貧窮與社會問題猖獗的其他美國社會群體當中，一樣也有高血壓普及的現象。

賓州大學神經生物學家彼特．斯特林（Peter Sterling）寫道，在這類社群中，高血壓是他所謂「慢性刺激」或壓力的正常反應。他指出，在前工業時代的社群裡，人們通常互相認識且互相信任；慷慨會獲得獎賞，作弊通常會遭到懲罰。這樣的環境一旦遭到破壞，例如因爲移民遷入或都市化的發展，那麼保持戒心的需求就會提高。人們會因此與鄰居疏遠，社群雖然變得更爲多元，但也更缺乏信任，從而造成身體與社會上的孤立。再加上貧窮、破碎家庭和失業問題，會造就出極易背負壓力的人口。慢性刺激會促使人類分泌腎上腺素與皮質醇等荷爾蒙，導致血管緊縮，留住鹽分。這種情形又反過來導致長期變化，例如動脈壁增厚與硬化，提高身體試圖維持的血壓。

在斯特林的構想中，除了身體這個「系統」外，並沒有任何東西（器官）遭到損壞，身體只是針對自己所遭遇的「慢性戰或逃情境」做出該有的反應而已。如果章魚壺心肌症證明了急性心理創傷可能對心臟造成損害，那麼斯特林的理論便是顯示，慢性的低度壓力也可能同樣有害。在我們思考與處理心臟問題的方式中，斯特林的理論將心理社會因素放在最重要的位置，顯示只要擺脫佛萊明罕的「牢籠」，就可看出慢性心臟疾病與我們的社區、工作與家人存在著密不可分的連結。在這種概念中，心臟疾病不再是純粹的生物問題，同時也是文化與政治因素造成的結果。如此一來，改善社會結構與人際關係不只與生活品質有關，也是個公共衛生問題。

斯特林的理論稱爲「穩態應變」，是一種思考人類生理的新方式。醫學院所教導的傳統理論是「恆定」，主張器官系統會彼此合作、維持生理平衡。舉例來說，血壓一旦快速下降，心臟跳動就會加速，腎臟也會保留鈉與水，促使血壓恢復正常。體溫如果下降，我們就會發抖產生熱能，血管也會收縮保溫，體溫就會回升。恆定的重點在於，面對環境改變的時候保有恆常性。做爲解釋人類生理的模型，這種理論相當有效。

不過，有些面向卻是恆定理論無法解釋的。舉例來說，血壓其實是不停變動的，若說身體應當維持一個最佳的定點，那麼血壓顯然表現得不怎麼樣。從童年到成年的過程裡，血壓也會持續上升：通常在六歲前會保持固定，但隨著孩子逐漸脫離父母，而必須保持警覺以抵擋真實或感知到的威脅後，血壓就會快速上升。到了十七歲，幾乎有半數男孩，血壓都會達到高血壓前期的程度，而且約有二〇%確實患有高血壓。血壓為什麼會上升？為了解釋這些情形，斯特林於是針對恆定理論提出了另一種理論：穩態應變。

穩態應變的重點不在於保持恆定性，而是根據外在與內在條件調整身體功能。身體不是要捍衛某個特定的定點，而是允許定點浮動以因應困難的要求（像是社會環境）。就這個意義而言，穩態應變是一項帶有政治細膩性的人類生理學理論。實際上，由於穩態應變對社會環境的敏感度，因此在許多方面上都比恆定理論更能解釋現代慢性病。

始終未列入的危險因子

慢性刺激對心血管造成的有害影響也適用於傳統的白人社群。其中一個例子，是同樣由馬穆爵士舉行的「白廳研究」（Whitehall Study，或稱倫敦公務人員研究），以英國公務體系中一萬七千名男性員工為對象。這項研究發現，從最高階到最低階的公務人員，早夭與健康不良的情形有逐步遞增的情形。收發員與搬運工的死亡率是高階行政人員的將近兩倍，即便排除了吸菸、膽固醇、血壓與飲酒等方面的差異後依然如此。這些公務人員都不是一般定義中的貧窮階級。他們全都享有潔淨的用水、充足的食物，以及合宜的衛浴設備。他們主要的差別在於職業聲望、工作可控制度，以及其他的社會階級落差。馬穆與他的同事斷定，由財務不穩定、時間壓力、缺乏晉升和整體性缺乏自主性所造成的情緒障礙，造成了生存上大部分的差異。「低階公務人員與貧民窟居住者，對自己的人生都缺乏控制。」馬穆表示，「他們沒有機會過自己有理由重視的那種人生。」

社經階級較低的族群不是唯一容易罹患壓力性心臟問題的人士。一九五〇年代中期，梅耶．弗里德曼（Meyer Friedman）與雷．羅森曼（Ray Rosenman）這兩位服務於舊金山錫安山醫院的美國心臟科醫師，創造了一種高成就人格的概念，他們稱之為「A型人格」。他們說，擁有這種特性的人特別容易罹患心臟疾病，而且以超乎預料的高比例存在於社經地位較高的群體中。

「A型人格的人總是準時，如果必須等待，就會深感惱怒。」他們表示，「這類人極少有時間沉溺於嗜好，而一旦他們這麼做，就會把自己的嗜好變得像職業般富競爭性。這些人不喜歡在家裡幫忙例行性的工作，因爲他們認爲自己的時間可以用來創造更多利益。他們走路速度快，吃飯速度也快，極少在餐桌旁多待。他們經常試圖同時做不只一件事情。」他們描述了這種人格類型的一種典型面向，「（A型人格的人）通常會毫不畏縮地直盯著你的雙眼。他們的神情看起來極度警覺；也就是說，他們的眼睛非常有神，試圖在一瞥之間掌握情勢。他們也許會擺出咬牙切齒的緊張姿態。他們的微笑淺淺的，也極少捧腹大笑。」簡單來說，他們認爲A型人格者「積極從事一場長期且從不間斷的努力，企圖在越來越少的時間裡達到越來越多的成就」。

弗里德曼與羅森曼的研究，受到「人的感受與想法對冠心病的發展有所影響」這項觀念支持。他們表示：「太多精確執行的研究都顯示，膽固醇與各類飲食的脂肪含量不一定能解釋冠心病，其他因素也必定扮演了一定程度的角色。」

在他們的一項研究裡，符合A型人格模式的男性，罹患動脈疾病的機率比以下人士高出七倍：市區工會工人（他們的生活可能比較放鬆）、職業屍體防腐員，還有一群爲數四十六人的失業盲人，他們被假設因缺乏視力而「幾無競爭的野心、衝動或渴望」。一名A型人格研究對象的妻子向這兩位心臟科醫師表示：「你們如果眞的想知道是什麼原因導致我們的丈夫心臟病發，那我就告訴你。是壓力，他們在工作上背負的壓力，這就是他們心臟病發的原因。」

「充滿壓力但高成就的群體，特別容易罹患心臟疾病」的想法，吸引了美國大眾的注意。一九六八年，外科醫師唐諾．艾夫勒（Donald Effler）在《科學美國人》雜誌中寫道：「心臟病在職業人士、高階主管及公職人員間極為常見，幾乎已成了一種地位象徵。如果這些群體中所有曾出現冠心病急性發作的人都被迫退休……那麼出現在美國政府、產業界與專業界高層的人力短缺，將會嚴重削弱這個國家。」

A型人格與心臟疾病的關聯禁不起現代的調查研究，現在多半被視為那個時代的產物。比較新近的研究聚焦於「負向情感」特質（諸如憂鬱、焦慮和憤怒）與心臟疾病的關聯。目前最有力的證據指向憂鬱，這項因素似乎是冠狀動脈疾病的獨立危險因子，也會增加心臟病發後出現嚴重後遺症的風險，包括死亡在內。

憂鬱怎麼影響心臟健康？可能的機制包括提高血壓、導致血管發炎、擾亂自主神經系統功能，以及增加凝血現象。其他可能扮演了一定角色的因素還包括：與憂鬱相關的不健康行為，例如體能活動不足、吸菸，以及未服藥或未遵照醫囑。

今天，大量的流行病學資料都顯示，心臟疾病與慢性情緒障礙有關——也就是隱喻之心受到傷害。舉例來說，婚姻不幸的人士罹患心臟疾病的風險遠高於婚姻幸福者；而且在失戀後的一年內，發生心肌梗塞與死亡的風險都會大幅升高。

就算是在我們不認爲需要社會連結的動物身上，這種關聯同樣存在。舉例來說，在《科學》期刊所刊載的一項研究中，研究人員爲關在籠裡的兔子提供高膽固醇飼料，以便研究這種飲食對於心臟疾病的影響。令人意外的是，他們發現籠子位置較高的兔子，比籠子接近地面的兔子更容易罹患心血管疾病。科學家探究了空氣循環及其他可能因素，卻都不得其解。接著，他們發現餵食兔子的人員比較常逗弄靠近地面的兔子，而較少接觸籠子接近天花板的那些兔子。於是，他們重複了這項實驗，但把兔子隨機區分爲兩組：一組從籠子裡放出來，讓人撫摸、摟抱、對牠們說話和玩耍；另外一組則是關在籠子裡，遭到忽略。兔子死後的解剖發現，儘管這兩組的膽固醇濃度、心率和血壓都相去無幾，但第一組兔子的主動脈粥狀硬化表面積比第二組少了六〇%。

遭遇社交壓力的實驗室猴子，也比相同的控制組更容易罹患心臟疾病。在《科學》期刊的另一項研究裡，如果有隻陌生猴子被放進公猴的籠子裡（而且通常是在大量分泌雌激素的母猴面前），會進而引發支配地位的爭奪衝突，導致社交性群聚減少，那麼比起未遭遇壓力的控制組猴子，這些公猴更容易罹患冠狀動脈疾病，儘管兩者的膽固醇濃度、血壓、血糖與體重都相似。研究作者在結論裡指出：「因此，心理社會因素也許有助於解釋為何有些人血清（膽固醇）低或正常，且其他『傳統』危險因子也都處於正常值，卻還是不免罹患冠狀動脈疾病（偶爾還是重症）。」

在研究醫師訓練課程中，我們極少關注「心理社會」因素，專題討論也都聚焦於壓力容積環㉛、心動週期（指一次完整的心跳過程）、充滿液體的管子帶有的阻力，以及充滿液體的腔室的電容。我們專注於臨床試驗設計、生物機制，並把心臟理解為機器。如同大多數的學術訓練課程，可能會損害（或療癒）這具幫浦的情感世界，大體上都遭到忽略。

諷刺的是，認為心臟疾病源自於未受滿足的社會或心理需求這種觀點，卻在原始社會裡廣受接納——這幾乎可以確定就是一九五〇年代，旁遮普鄉下地區的人口對心臟疾病的看法。在宣告我祖父死亡的那所醫院裡，醫師並不曉得膽固醇與高血壓所具有的危

㉛ pressure-volume loop，透過心臟壓力與容積的關係來了解若干血液動力學的參數，例如每搏輸出量、心輸出量（心室每分鐘輸出的血量）、心肌收縮性等。

害（佛萊明罕研究的結果在當時還未受到廣泛傳播）。他們必定會把我祖父的心臟病發解釋爲肇因於瞬間情緒衝擊（例如鄰居在你和家人共進午餐時，突然把一條死眼鏡蛇帶進你家）；或是他在印巴分治後多年來所承受的社會與財務掙扎；或是數百年來生活在一起的社群遭到分裂與大規模流離所導致的社會連結喪失。

就某方面來說，他們這樣的解釋確實沒錯。壓力導致的腎上腺素飆升有可能導致原本穩定的動脈粥狀硬化斑分裂和破裂，形成可能會急性阻塞動脈並阻止血流的血栓，從而導致心臟病發。組織因爲缺氧開始受損，永久性的細胞損傷在二十分鐘內就會發生。然後，患者往往就這樣死去。

今天的醫學把心臟視爲一部機器。隨著科技進展，這樣的認知也許無可避免，因爲過去五十年來，心血管死亡率的改善主要都是藥物與裝置的功勞。

不過，這種僅聚焦於生物機制的狹隘觀點，卻對病患造成了傷害。我們過度使用支架與心律調節器、捨棄情感之心的觀點，只狹隘地從生物機械幫浦的觀點出發。美國心臟協會至今仍未把情緒壓力列入心臟疾病的「關鍵可矯正危險因子」，部分原因可能是比起情緒及社會障礙，要減少血清膽固醇遠遠容易得多。我們需要更好的做法，好讓人們能夠認知，在過去幾千年來一直認爲存在於心臟的情感，所具有的力量與重要性。雖然今天我們已經知道，心臟並非情感的貯存處，但這個器官仍是我們最容易寫出情感的一塊畫布。

第8章

清理「管子」的可能性

生命的悲劇主要都是由動脈造成。

——奧斯勒爵士，《循環系統疾病》（一九〇八）

心臟病發超過二十四小時的實習醫師

我一大早就被急診室的呼叫吵醒。一名年輕男子——實際上是一名正在值班的實習醫師，因爲胸痛而被送進急診室，問我能不能過去評估他的狀況？

這類有關醫院人員的呼叫經常出現，但極少有什麼嚴重的狀況。儘管如此，我還是匆匆趕到樓下。那天早晨的急診室跟平常一樣，滿是酒鬼和毒蟲。日班護理師正陸續抵達，擔架像格柵般排列在走廊上。頭頂上也一如往常，不斷傳來充滿急迫性的廣播（「琳達，請把數據送到創傷中心……琳達……」）。當我找到那名叫做札希．塔爾瓦的實習醫師時，只見他坐在輪床上，兩腿垂在床邊，一臉煩悶。他年約三十歲，巴基斯坦人，有張長長的臉，穿著一件長長的白袍。他一看見我，便畢恭畢敬地坐直了身子。我對他自我介紹，然後問了他胸痛的情形。

他說第一次是前一天用完晚餐後，持續了約十分鐘。他睡得很好，但早上走到公車站的途中又開始痛了起來，這次持續將近一個小時。那種感覺就像是胸部中央有股巨大的壓力，就連他這個精神科實習醫師也知道應該要接受檢查。於是，他決定在值班時間請假到急診室來。

我不太擔心。札希很年輕，他的血液檢查與心電圖也都正常。他完全沒有常見的佛萊明罕心臟疾病危險因子，例如糖尿病、高血壓或吸菸習慣等。我猜他罹患的是急性心包膜炎，這是一種發生在心臟周圍薄膜的發炎現象，通常是良性的，多以消炎藥治療。正如心包膜炎的典型症狀，他只要深吸一口氣，就會導致胸痛加劇。我對札希說，六個小時後的血液檢查結果如果正常，我們就會讓他回家。我還開玩笑說，要逃避實習醫師的責任，不需要這麼大費周章。

隔天上午稍晚，我接到急診室來電，告知札希的胸痛在服用了布洛芬（ibuprofen，常見的非類固醇消炎藥）後已完全消失，進一步證實了心包膜炎的診斷。我原本打算直接讓他出院，但還是決定等到下一次血液檢查完成後再說。

那天晚上，就在我要離開醫院前，我遇到了一名醫師助理，他對我說札希後續的血液檢查顯示酶含量異常，這是心肌輕微損傷的證據。我不禁吃了一驚，因為心包膜炎通常不會造成心臟損傷。我解釋這可能是心肌心包炎，也就是心臟周圍的薄膜發炎可能局部涉及心肌，但這種情況也不嚴重。醫師助理問我是不是應該為那名年輕醫師進行心導管術，以排除冠狀動脈堵塞。我向他保證，一個沒有冠心病危險因子的三十歲年輕人，絕對不可能有冠狀動脈疾病。我指示他再抽些血，並進行心臟超音波檢查；如果有問題，再打電話到我家找我。

那一整夜，札希不停受胸痛所苦。接到呼叫去查看他的醫師，全都把他的胸痛歸因於心肌心包炎，也就是寫在病歷上的診斷。凌晨兩點，他要求更多的布洛芬。「我對他們說，如果是心包膜炎，就再開藥給我。」他後來對我說，「意思是，不管怎麼做都行，只要能消除疼痛就好。」

隔天早上，我再去看他的時候，胸痛已經平息。不過，進一步的血液檢查顯示心肌持續損傷的證據，還有一張心電圖檢查出新的不明異常現象。我仍不認爲他患有冠狀動脈疾病，但最後還是將他送去心導管室接受血管攝影。

過了一小時左右，我接到電話，要我過去心導管室。到了那裡，我看到一部電腦螢幕上顯示著血管攝影圖，圖中可以見到左前降支冠狀動脈㉜徹底堵塞。那條動脈看起來像是龍蝦的尾巴，只有短短幾公分就反常地突然消失。X光顯示札希的整個左心室前部都出現了嚴重的功能異常。我這位身爲醫師的年輕病患，竟已心臟病發超過二十四小時。

生命的悲劇都由動脈造成

如果奧斯勒爵士說得沒錯，生命的悲劇主要都是由動脈造成，那麼人類大部分的痛

㉜ left anterior descending artery。心臟的養分主要由三條冠狀動脈供應，左邊兩條，右邊一條，分別為左前降支、左迴旋支及右冠狀動脈。

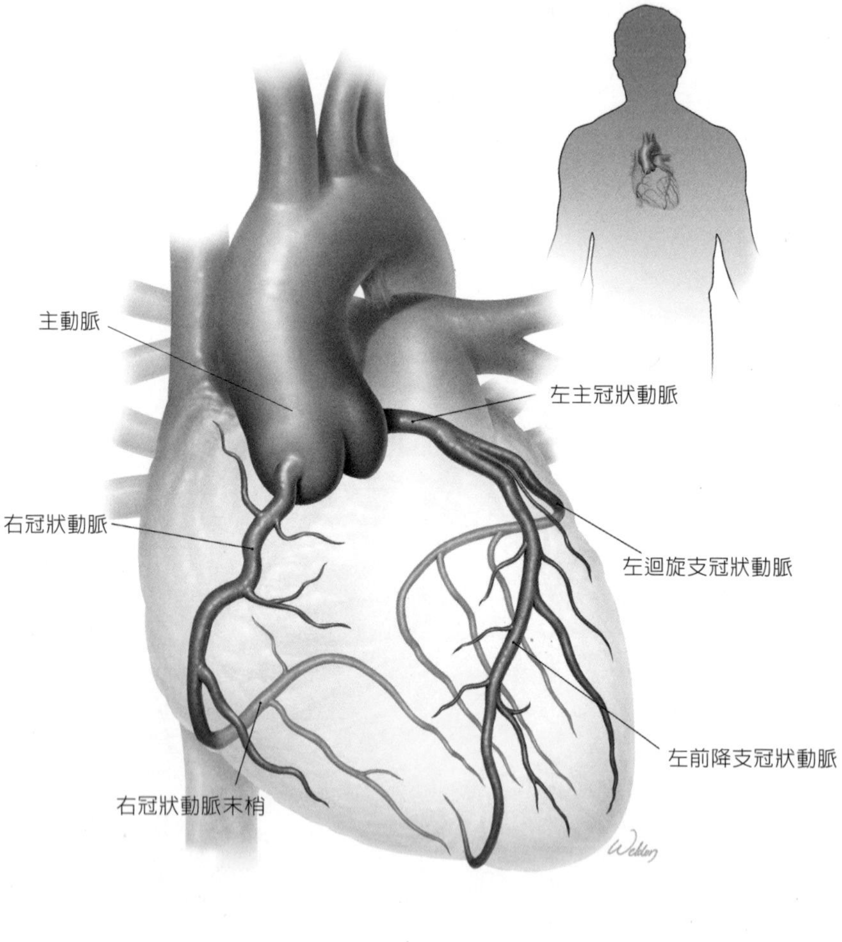

冠狀動脈（Scott Weldon提供）

苦就是來自於脂肪斑塊。堵塞性動脈斑塊會造成心臟病發與中風這兩種最常見的死亡方式。到了一九六〇年代，此一過程背後的機制已獲得積極研究。

一九六一年，佛萊明罕研究證實，膽固醇是冠心病的危險因子，但沒有解釋原因。在後續的十年裡，科學家證明血液膽固醇的濃度一旦過高，微小的膽固醇粒子就可能會鑽入血管內膜並盤踞在血管壁裡。這一開始並沒有什麼害處，但膽固醇很快就會與氧氣反應，形成自由基，從而對鄰近的細胞造成傷害。

隨著受傷的細胞釋放化學訊號求救，白血球會湧向受傷處。在那裡，白血球中的巨噬細胞會吞食氧化的膽固醇，當它們被這種無法消化的膽固醇撐大後，巨噬細胞就會變成泡沫細胞，吸附於血管壁。這些細胞繼續吞食膽固醇，一旦超過容納量，就會破裂，而把一種黏黏的漿液噴在血管壁上。

隨著更多巨噬細胞湧向受傷地點，這種骨牌效應也會持續下去。只見巨噬細胞越聚越多，導致傷口不斷擴大，結痂組織也會逐漸累積，並在這團由脂肪、消化酶、大量巨噬細胞及死亡細胞構成的惡性液體態混合物外部形成一層外殼，這就是發展完全的動脈粥狀硬化斑。一開始，動脈會擴張以補償斑塊入侵所占據的空間，但隨著傷口越來越大，斑塊最後會流入血管內，對血流造成阻礙[33]。

早在一九六〇年代初期，動脈粥狀硬化斑塊的生理學就已大致上獲得解明，但要怎麼治療呢？如同任何管路，第一步就是要找出堵塞部位，而這點在人體的陰暗洞穴裡可不容易做到。一九五八年，也就是福斯曼獲得諾貝爾獎的兩年後，在俄亥俄州克里夫蘭一個天氣溫和的十月天，克里夫蘭醫學中心的心導管室主任馬森．索內斯（Mason Sones）想出了這個問題的解決方法。

如同福斯曼，索內斯也是個略帶瘋狂特質的人物。即便在那個醫師完全只活在醫學裡、不和其他學科交流的時代，索內斯對於醫學的投入仍遠勝於其他人。他經常工作到半夜，用消毒過的鉗子夾著香菸，在心導管室裡吞雲吐霧。工作結束後，他不是返家回到妻兒身邊，而是會脫下沾了髒汙的白色背心，到附近的一家飯店喝酒。護理師與祕書經常為了躲他而逃進女廁；不過，他很快就會逮到她們——只要有需要她們立刻處理的工作，他就會到女廁去敲門。

索內斯也和福斯曼一樣傲慢又霸道。就像那位偉大的前輩，索內斯跳過動物研究，直接進行人體示範。而他不亞於福斯曼的膽大猖狂，讓他敢率先以自己做為實驗對象（應該也要說是好運吧）。

冠狀動脈從主動脈延伸而出，位置就在主動脈瓣上方。在一九五〇年代，心臟科醫師因為不敢直接把導管伸入冠狀動脈裡，所以總是會在主動脈根部注射大量顯影劑，希望有部分會流入冠狀動脈，以便透過X光照射出來。這類「非選擇性」注射只能算是虛晃一招，能得到的有用影像少之又少。

十月的某天上午，索內斯正準備把顯影劑注入一名二十六歲男子的主動脈根部，以便拍攝血管影像做為開心手術的預備工作。就在他把導管伸向定位時，不小心滑進了右冠狀動脈開口。我在研究醫師訓練課程當中學到，由於主動脈弓形狀的緣故，因此比起避開右冠狀動脈，把導管插進去還容易得多。索內斯也知道這一點，所以每當導管滑進去，他就會再抽回一點，好讓導管離開右冠狀動脈。不過，這次他還來不及把導管抽回，助手就踩下了顯影劑踏板，而將五十毫升的顯影劑注入動脈。

在一封寫給同事的信裡，索內斯記述了這起影響重大的事件：

㉝ 堵塞性斑塊可能會刺激「側枝循環（collateral circulation）」，亦即促成新血管的形成。堵塞處下游的缺氧細胞會釋放化學生長因子，通知原始血管細胞入侵缺氧組織，結合成新的中空管子，與原有的複雜網絡相連。這種過程稱為「血管新生」，確保血管遍布身體的每個部位。這些新血管——也就是心臟自我修復的嘗試——會限制心臟病發造成的損害。

注射開始時，我因看到右冠狀動脈變得極不透明而深感驚恐，並在這時想起，導管末端其實就在那個孔洞裡……我跑到桌子另一端去找手術刀，打算切開（病患的）胸部，以便把電擊板直接放在心臟上為他去顫……所幸他的意識仍然清醒，可以遵照我要求他一再咳嗽的指示。經過三或四次用力咳嗽後，他的心臟又開始跳了起來。

他後來又寫道：

一開始，我只是不可置信地大大鬆了一口氣，並對於我們能如此幸運地避免一場嚴重的災難深覺感激。（但）我在後續的日子裡卻開始覺得，這項意外說不定指出了一種技術的發展方向，而這種技術就是我們所尋求的目標。

索內斯的技術稱爲「冠狀動脈血管攝影」，就是利用顯影劑與X光呈現出冠狀動脈裡血流的輪廓，進而找出斑塊的確切位置。「我在那一晚知道，我們終於有了一項工具，能明白顯示冠狀動脈疾病的結構本質。」他說。不過，如同醫學界裡常見的情形，診斷只是通往治療的第一步而已。在索內斯的突破後，又過了將近二十年的時間，才終於發展出這種「療法」。

在此同時，科學家則是針對心臟病發患者，努力精進非手術療法。一九六一年，蘇格蘭愛丁堡皇家醫院的心臟科研究醫師戴斯蒙・朱利安（Desmond Julian）發表了第一篇論文，探討將心臟病患者安置在特殊心臟加護病房有何益處。「如果有連接於警報系統的心電圖儀器可以監控急性心肌梗塞病患的心律……那麼許多與急性心肌缺氧有關的心跳停止病例，就能獲得成功的治療。」朱利安寫道。在這種監控技術出現前，大多數心臟病患者都被安置在主要內科病房以外的房間裡長達數星期，遠離於電話鈴聲和護理站的忙碌喧鬧，好讓他們的心臟能獲得平靜與復原的機會。但這種善意的忽略卻奪走了許多性命。經歷過那個時代的資深心臟科醫師告訴我，當他們在清晨走進那些病房、為病患抽血的時候，經常會發現有一、兩名患者已在夜裡悄悄去世。

如同其他心臟加護病房，貝爾維醫院的心臟加護病房也有一整排心電圖螢幕，持續不斷追蹤病患的心律；去顫器和其他急救設備也擺在一旁待命；護病比（一名護理師照護病患的人數比）爲一比三，有時甚至達一比二。這樣的嚴密監控的確能夠挽救性命。在我研究醫師訓練課程開始不久後的某天上午，一名三天前心臟病才剛發作過的中年婦女出現心室纖維性顫動（也就是導致我內外祖父雙雙喪命的那種心律紊亂現象。她原本覺得自己的恢復狀況良好，一心想要回家；唯一的抱怨是心電圖貼片會對皮膚造成刺激），全身隨即變得癱軟。她的眼球往上翻，臉色就像瘀傷一樣發青。我要是在那個時候切開她的胸部，把她顫動的心臟握在手裡，感覺必定會像一袋蠕蟲般不停鑽動。

我踏出門，在走廊上大喊，要求一部體外心臟去顫器。一名主治醫師衝了進來，對著她的胸口重擊兩拳。這種「胸前重擊」有時可以終止心臟顫動，但那天上午卻沒有發揮效果。我們把一塊木板放在病患身體下方，然後開始按壓胸部。去顫器送到後，我將金屬電擊板貼上她瘦弱的身體。一次三六〇焦耳的電擊就奏效了。她咳嗽兩聲，脈搏重新出現，然後深吸了一口氣。她睜大眼睛，轉過頭看著我們，神色有些靦腆，對現場的騷動一臉茫然。她完全不曉得我們剛把她從鬼門關前救了回來；實際上，同病房的室友所受的驚嚇還比較嚴重。她躺在自己的病床上翻來覆去的，然後低聲請我把布簾拉上。

吹個氣球，把血管通一通

在一九六〇年代初期，心臟科醫師已能透過顯像技術照出冠狀動脈阻塞。但要怎麼治療呢？此時的外科醫師已能利用從身體各部位取得的靜脈移植物，繞過腿部與心臟血管阻塞的部位。不過這類繞道手術的死亡率和併發症發生率，卻高到令人無法接受。於是，一群狂熱分子開始致力於設法創造血流的新管道——不是繞過堵塞的動脈，而是加以穿越。

其中一位醫師是查爾斯．多特（Charles Dotter），他是奧勒岡大學的放射科醫師。一九六三年於布拉格舉行的一場研討會上，多特預測血管攝影導管可以「不只是一項診斷觀察的工具。只要發揮想像力，這種導管就能成爲重要的外科器具」。

被有些人稱爲「瘋狂查理」的多特是個怪人：他熱愛登山，是名鳥類學家，也對安非他命成癮。他以吉他弦製作自己手術所需要的導線；研討會期間，還用噴燈把旅館內的鐵氟龍管製作成導管。有一次，他在發表一場心導管術講座的時候，捲起自己的襯衫袖子，向觀衆展示他在那天早上把一條導管插入自己的心臟。然後，他一面繼續講課，一面把自己身上的導管連接在一部示波器上，記錄自己心臟腔室內部的壓力。

多特在一九六四年一月十六日進行了第一次導管治療，他稱之爲「血管擴張術」。當時，一位名叫蘿拉．蕭的八十二歲患者，因爲腿部的一條動脈阻塞而造成壞疽，被送進他的放射室。她的肢體滿是痂皮，膚色黝黑，而且也遭到了感染。儘管她疼痛不已，卻拒絕接受截肢手術。爲了緩解她的疼痛，多特從她膝蓋後方插入一條導線，伸進遭到堵塞的動脈，然後依序把越來越大的塑膠導管套在導線上插進去，藉此擴張血管，好把斑塊壓在血管壁上，像「沙地上的腳印」，進而紓解阻塞。這次處理很成功。蘿拉的疼痛消失，感染也獲得控制。她在兩年後才因爲心臟病發而去世。

由於這次與接下來幾次的腿部治療，多特因此聲名大噪。一九六四年八月，美國發行最廣的《生活》雜誌刊登了一幅跨頁照片，畫面裡可以看到多特在一場清除阻塞的手術中擺出怪異的姿勢。「一方面我覺得自己受到鼓勵，但有時候也覺得洩氣。」多特向該雜誌表示，「在血管擴張術推廣初期……我必須忍受許多令人厭惡的背後中傷，例如：『他是個瘋子，你不能信任他那未經對照且記錄簡陋的病例經驗。』還有其他更惡毒的話。我很慶幸自己的臉皮夠厚，所以才能堅持得住。」

血管擴張術純粹是疏通水管的工作，實際上多特也經常稱自己爲「水管工人」。「如果水管工人可以疏通水管，我們就能疏通血管。」但他的技術粗糙簡陋，經常有如鏟雪般把斑塊推向動脈下游，使得那些斑塊有可能因滲入較小的分枝血管而造成堵塞，導致組織死亡。血管傷害也很常見，像是造成血管破裂、出血與結痂。多特雖然也建議發展可控制度更高的擴張技術會是較安全也較有效的方法，但他卻沒能發展出來。

讓這項技術出現關鍵進展的，是另一名德國醫師：安德里亞斯．格林登希（Andreas Gruentzig）。他在一九六〇年代晚期開始思索多特的導管。如同許多傑出的心臟醫學創新者，格林登希在根本上也是名工程師。他位於蘇黎世的兩房公寓，就在喬伊斯撰寫《尤利西斯》大部分內容的居所對街，而他擺滿了圖畫、刀具、塑膠管、空氣壓縮機與環氧樹脂的餐桌，則有如藝術家的工作空間。格林登希經常徹夜不眠地設計著原型導管。同事如果前來拜訪他（這件事讓格林登希長久以來深受折磨的妻子氣惱不已，因為他們什麼時間都可能來訪），他就會把同事們帶到廚房，交代工作給他們。蓄著一頭黑色長髮與一綹濃密鬍鬚的格林登希，是個俊美又充滿魅力的人。如同他的傳奇前輩福斯曼，他也熱愛冒險，常在週末假期駕駛他的單引擎飛機，低空掠過瑞士阿爾卑斯山脈。但與福斯曼不同的是，他做起事來條理井然，而且能夠啓發他的追隨者。

格林登希為自己設定的目標，就是在導管末端加上一個可以充氣的氣球。這種氣球雖然薄，但具有足夠的韌性，就算遇到滿布斑塊的動脈壁，也不會因此壓縮或破裂。他把狗放在輪床上，蓋上布簾後偷偷帶進醫院，然後在這些已麻醉的狗兒身上率先測試他的氣球導管。那些狗的動脈事先縫合至半開的程度，藉此模擬動脈粥狀硬化阻塞。這些實驗成功後，格林登希接著便利用大體進行實驗。

一九七四年二月十二日，在多特初次施行血管擴張術的十年後，格林登希利用他的導管，爲一名骼動脈嚴重狹窄的六十七歲病患，施行人類首次的氣球血管擴張術。骼動脈是腿部的一條主要血管。當充氣的氣球紓解了阻塞後，超音波顯示血液循環順暢無虞，而那名病患腿部的嚴重疼痛也隨之消失。有了這次的成功經驗，格林登希開始經常性地施行氣球血管擴張術，不但親手爲每一名病患製作導管，並且詳細記錄自己獲得的結果，好藉此封住批評者的嘴。這是非常困難又吃力的工作。「我要是有敵人，那我一定會教他血管擴張術。」他曾疲憊地對一名同事說。

不過，格林登希和其他人追求的終極目標是冠狀動脈，因爲冠狀動脈疾病在世界各地奪走了許多人的性命。「腿部只是我的試驗場。」格林登希說。多特曾說自己「從一開始就把目標鎖定在心臟」，也說冠狀動脈血管擴張術的發展是「放射醫學最急迫的責任之一」。不過，冠狀動脈氣球擴張術的概念，卻被視爲極度的異端邪說。這種技術潛藏著許多危險：氣球有可能造成動脈破裂，導致迅速出血和心包填塞；血管有可能回縮封閉，造成嚴重心臟病發作。此外，心臟也有可能發生顫動而停止跳動。多年來，格林登希的想法一直遭到鄙夷，主要是出於恐懼，但也可能帶有相當程度的嫉妒。不過，他是個信念堅定的人，而且他最有信心的對象不是別人，正是自己。

格林登希精心追求自己的願景。他與美國製造商合作開發可操縱導管，其中包括後來營收達數十億美元的企業集團波士頓科技公司（Boston Scientific）。他先是利用大體的冠狀動脈練習，接著又在接受繞道手術的病患身上練習。但只使用已經繞道過或即將進行繞道的血管，或是不重要的小血管。格林登希在心臟學會議上發表他的成果，但也像福斯曼一樣備受懷疑與嘲諷。儘管如此，他還是耐心等待時機，以便在活人身上示範他的技術。

終於，他在一九七七年九月十六日獲得了機會。當時，阿道夫．巴赫曼這名三十七歲的保險推銷員，因胸痛被轉院到蘇黎世的大學醫院。冠狀動脈血管攝影顯示，左前降支動脈的開口端有一小段堵塞性斑塊。一場緊急冠狀動脈繞道手術安排在第二天進行，但格林登希說服了對開心手術心懷恐懼的巴赫曼與主治醫師，允許他施行冠狀動脈氣球擴張術。第二天上午，在十幾名心臟科醫師、外科醫師、麻醉師與放射科醫師的圍觀下，格林登希把一根末端連接著氣球的導管插入巴赫曼的股動脈，然後伸進左前降支動脈的開口。他帶來的三個氣球裡，有兩個在準備期間破了，第三個則是保持完整，在冠狀動脈裡迅速充氣兩次之後，血管內的血液就開始正常流通。旁觀的外科醫師不敢置信地瞪大了眼睛。格林登希在完全沒有使用手術刀、鋸子和心肺機的情況下，恢復了流向心肌的血流。這看起來實在是不可能的事。格林登希原本準備要用巴赫曼本身的血液注入左前降支動脈，好沖走脫落的斑塊，但沒有必要，因爲巴赫曼的胸痛立刻消失了。術後的血管攝影顯示，阻塞幾乎完全消失（十年後，這條動脈仍然暢通）；唯一的併發症是透過心電圖檢查出來的短暫異常，但隨即就自發性地好轉。

在那一年，於邁阿密舉行的美國心臟協會研討會上，格林登希發表了他最初四次施行冠狀動脈氣球擴張術的結果。一如他的反骨性格，當他發表這些博得滿堂采的資料時，腳上只穿著涼鞋。研發出「冠狀動脈血管攝影」，且當時正在與肺癌搏鬥的索內斯，在事後眼眶含淚地對一名同事說：「這眞是夢想成眞。」[34]

在格林登希沒沒無聞地努力多年後，一轉眼便成了全世界最知名的心臟科醫師。一九八〇年，在第一次施行冠狀動脈血管擴張術的三年後，他把自己的研究工作轉移到喬治亞州亞特蘭大的埃默里大學。接下來的五年裡，他藉由近兩千五百例手術，爲血管擴張術在美國的推廣做出不少貢獻。格林登希對自己的技術深具信心，甚至曾由一名心臟科研究醫師爲格林登希施行冠狀動脈血管擴張術。他在下午五點躺上手術檯接受手術，結束後去接了他的妻子，然後晚上七點出現在系上的聖誕派對。順帶一提，他的冠狀動脈完全沒有問題。

格林登希的技術帶來了「介入性心臟醫學（interventional cardiology）」這個領域。一九八〇年，馬可士．迪伍德（Marcus DeWood）與同事利用冠狀動脈血管攝影證明，心臟病發的患者具有阻礙冠狀動脈血流的動脈血栓。這項發現迅速促成血栓溶解藥物的發展，血管擴張術也因此更加精進，並得以治療急性心肌梗塞。二〇〇一年，在我研究醫師訓練課程開始之時，冠狀動脈血管擴張術已是一門牽涉範圍廣大的產業。

某天晚上，我身上穿著沾滿血汙的刷手衣，遇見了伯特．富勒（Bert Fuller），也就是貝爾維醫院親切的董事長。他一如往常，穿著深紅色毛衣和至少小了一號的長褲。我們邊走邊聊著我在心導管室的經驗。走到醫院外頭，只見剛剛下過雪，人行道上濕滑不已。當我們站在一輛餐車前，排隊等著買咖啡的時候，富勒搖著頭說：「我們哪裡想得到，以前剛開始的時候，心導管只有在持續不斷胸痛時才會派上用場，現在卻成了例行性做法。」

今天，全世界每年都會進行數百萬例血管擴張術，單是在美國就有一百萬例。

---

34 幾年後，索內斯說血管擴張術的時代是「醫學史上最美好的時光，我對於自己有幸活在這個時代深懷感恩」。

一九九四年，美國食品藥物管理局（FDA）核准冠狀動脈支架上市，這種微小的金屬線圈是當今絕大多數血管擴張術中，用來爲經過氣球擴張術的動脈保持暢通的裝置。到了二十一世紀初期，支架的外層開始塗上可避免結痂組織形成的化學物質。第一種使用的藥物是雷帕黴素（rapamycin），這是從復活節島上某種土壤黴菌裡發現的抗生素，能阻止細胞分裂。現在，美國所使用的大多數支架都塗有雷帕黴素或另一種類似的藥物，透過這種做法，支架內結痂幾乎完全消失。

心導管術始自德國埃伯斯瓦爾德一間小手術室裡的一場自我手術，至今已轉變爲一門利潤高達數十億美元的產業。可惜的是，格林登希沒有機會目睹這項革命。他和他身爲住院醫師的第二任妻子，在一九八五年十月二十七日喪生，原因是他駕駛的私人飛機在喬治亞州鄉下地區的一場風暴中墜毀，享年四十六歲。那一年對於介入性心臟醫學而言是悲慘的一年，該領域的若干主要人物都因爲抽菸對身體造成的影響而告別人世：索內斯因轉移性肺癌逝世，多特則是頗爲反諷地死於冠狀動脈繞道手術的併發症。

第9章

「觸電」的感覺

蒼白而疲憊，所有的力氣消失一空，

……

我的心如同地震一般裂開，

我的脈搏也就完全喪失了生命。

——但丁，摘自第九首十四行詩

熱愛磁鐵的病人

那名老人拖著腳步慢慢走進我的診間。他摘下帽子，然後在癱坐吱嘎作響的人造皮椅上。我以前見過他，最近一次大概是在兩個星期前。他看起來從沒這麼糟糕過。

他傾身向前。這位蓄著鬍鬚、身形單薄的紳士穿著一套經典款西裝，手上的圓頂帽與脖子上的領巾，使得他帶著一股神祕卻又像雜耍演員般的氣息。「喘不過氣的情形越來越嚴重了。」他以低沉沙啞的聲音說道，有些像巴布·狄倫的嗓音。「你開的藥沒有效。」

人稱傑克的他，是李拉海及其他人在一九五〇年代期間所發展的開創性心臟手術受益者。他小時候曾接受手術，修補了一片不健全的瓣膜。在沒有心肺機的情況下，外科醫師把小指插進右心室心壁中，藉此讓先天僵硬的瓣膜能自由活動。

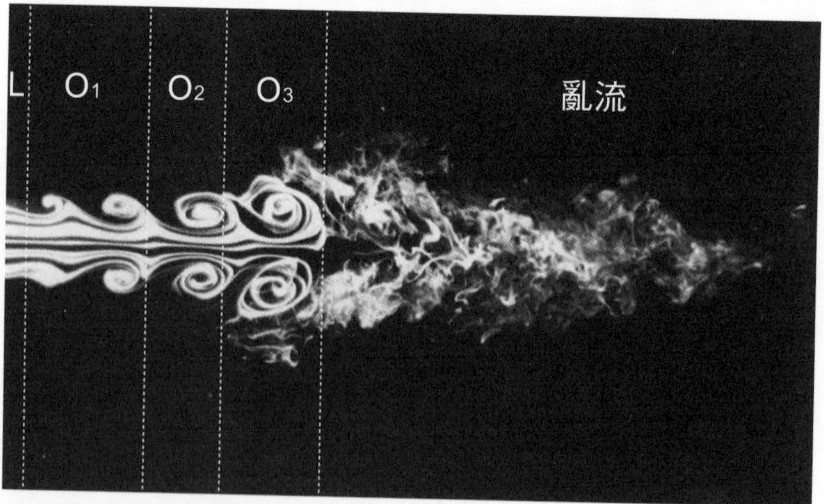

在冷空氣中飄動的煙（摘自James N. Weiss et al., "Chaos and the Transition to Ventricular Fibrillation," *Circulation* 99 [1999]。經同意翻印）

手術很成功，但多年後，瓣膜又出現了滲漏，導致傑克的心臟變得衰弱並擴大，就像失去彈性的氣球。現在，他心臟輸送血液的效率已遠低於正常，約只剩下三〇％，只要走幾步路就會氣喘吁吁。幾個星期前，他在爬上三樓公寓的階梯上昏倒，必須由鄰居抬上去。

傑克像是抓著欄杆似地緊抓著我的手，一跛一跛地爬上診療床。我把聽診器的橡膠耳塞放進耳朵裡。他積水的肺部聽起來就像是脆米花浸泡在牛奶裡般劈啪作響。我用指尖戳了戳他水腫的雙腿，凹陷的皮膚遲遲沒有回彈。我請他脫下襯衫，好聽聽他的心音。接著我注意到了那個東西，用一件黃色背心捲起來、綁在他的胸前，就像某種護身符。「這是什麼？」我問。

他拿了下來，遞給我。「我的磁鐵。」他答道。那塊磁鐵外頭捆著封箱膠帶，大概有一、兩公斤重。我把那東西放在桌子旁邊的一部推車：我的手臂先是感受到了一股小小的阻力，然後突然往前一伸，那塊磁鐵吸附於金屬上。

「還滿重的。」我說。他點點頭。「你為什麼會有這個東西？」我問。

「磁場能擴張血管，」他解釋道（我倒不曉得有這回事）。「實際上，磁場對身體具有各種有益的影響。」他又說。

幾年前他在短波廣播上初次聽聞磁鐵的效益；在那之後，他便一直利用磁鐵紓解頭痛、癒合小傷口，現在更是用來支持他日趨衰竭的心臟。他甚至還束了一條磁力腰帶（利用他從電器行買來的小顆磁鐵做成），藉此治療腹部疝氣，而且也得到了改善。

「有沒有可能只是因為腰帶的壓力？」我問。

「普通腰帶就沒用。」他回答。

他說，自從他開始把那塊磁鐵綁在胸前，心臟衰竭就改善了。我提醒他，幾個月前我們在貝爾維醫院急診室裡初次見面的時候，他可是處於瀕死邊緣，因為肺部充血而差點溺死。「所以啊，要是沒有這塊磁鐵，想想看我會多慘。」他反駁。

我聽過有人用磁鐵來治療慢性疼痛，但即便是這種療法，證據也相當粗糙，更從沒聽過可以治療嚴重心臟衰竭。我不曉得該怎麼回應他，過了一會兒才對他說：「你應該告訴我。」

「你又沒問。」他回嘴。

傑克接著又說：「每次只要提到另類醫學，你就會展現出負面的態度。之前我問你關於奶薊還有牛磺酸的事情時，你還記得自己有什麼反應嗎？」我不記得。我顯然不屑一顧，幾乎可以說是嗤之以鼻。傑克曾要求我打電話給他的「自然醫療師」蓋瑞．努爾

（Gary Null），好討論他的治療計畫，但我根本沒打。他甚至曾考慮要換醫師，因爲我顯得「太武斷」。

我不禁臉頰發熱。太武斷？我？我想起他借我的《臨床醫師的自然療法手冊》，現在還放在我的茶几上，連翻都沒有翻過。此刻，我眞希望自己瀏覽過那本書，這樣至少還可以向他證明我是個多開明的醫師。

「我不記得有什麼充分的證據，可以證明另類療法對心臟衰竭有用。」我結結巴巴地說。

「既然你沒有閱讀當前的研究，又怎麼知道這一點？」他如此質問我。我覺得自己彷彿又變回了當初的菜鳥研究醫師，對自己的論點缺乏申論的準備。對傑克而言，不管我是他的醫師，還是我已完成了大部分的研究醫師訓練課程，或是我實際上正打算專攻治療鬱血性心衰竭，這一切都不重要。就像我一樣，他也要求證據。他正在利用我自己的原則對付我。

被他訓了一頓後，我向他道歉，他也欣然接受。接著，他告訴我，除了奶薊與牛磺酸，他還服用了其他十幾種功效未經證實的營養補給品：卡尼丁、穀胱甘肽、金印草、玉米鬚、蒲公英、黑升麻、二甲基甘胺酸、輔酶Q、維生素B1、硫辛酸、刺蕁麻、奧勒岡油、紫錐花、鎂、硒，還有銅。這些全都沒記錄在病歷裡。

他揭露了自己的祕密後，忍不住全盤托出。他拆下鞋底，裡面嵌滿了小小的釹磁鐵，是他在一家二手商店以一顆四十五美分買來的；他把自己的眼鏡遞給我，鏡架上也吸附著兩個圓形磁鐵（原來那怪怪的東西就是磁鐵）。他說，他的肺部在幾年前遭遇嚴重感染，必須以數種抗生素治療將近一年，那時候他沒有使用磁鐵，而他絕不想再犯同樣的錯誤。

磁鐵與健康之間的關聯會不會只是偶然？我問道。我知道傑克熟讀哲學，於是提起了波普（Karl Popper）的科學理論與可否證性的要求。「提出一項我們可以測試的病症吧。」我興奮地說，「我們可以進行一場小小的試驗，看看採用磁療法和未採用磁療法的差別。」他不爲所動地聳聳肩。「我盡量不去過度分析，也不去打破安慰劑效應。」他說。

他起身離開時，拿了一小塊磁鐵送我當禮物。「不要放在皮夾旁邊。」他提醒我，「要不然你的地鐵卡會被消磁。」

*

傑克總是在星期三到貝爾維醫院的心臟科門診來看我。如同我的許多病患，他也是門診老手，已經換過幾輪研究醫師了。「看到醫師越來越年輕，我就知道自己老了。」他要了個嘴皮子。門診總是人滿爲患，每位患者看診的時間頂多只有十到十二分鐘：醫師聽一聽心臟和肺部、把問題清單看一遍、寫一份病程紀錄，也許再開個藥方，然後就換下一位病患。難怪傑克會採用另類醫學（而且我猜還有其他許多病患也都是如此）。我想，努爾醫師爲傑克看診的時間大概比較長，不但會聽他說話，也會表現出關懷的態度。可是，傑克的自然療法眞的有效嗎？我決定向傑克證明，我這種受到科學指引的療法，才是比較好的做法。

在傑克向我展示磁鐵後幾個星期，我和他在一次門診時討論了他的治療選項。「你的心臟很虛弱。」我說，慢慢伸出手指，做出捧著一顆籃球的手勢示範。我提出植入式去顫器這個選項。這種像呼叫器大小的裝置可以安裝在傑克的胸腔裡監控他的心跳，而且只要心律低到危險的程度，就給予電擊，像急診室裡的電擊板一樣，只不過是常駐在他體內。有一種特殊的「雙心室」去顫器，能幫助傑克那顆衰竭的心臟調節收縮韻律，說不定能紓解他呼吸困難的情形，並降低住院的頻率，甚至還有可能延長他的壽命。

在那個時候，一部雙心室去顫器的價格約爲四萬美元。美國有六百萬名以上心臟衰竭病患，每年還會再出現五十萬名新病例。就算是只有一小部分像傑克這樣的病患使用這種裝置，成本也會高達數十億美元。但除了錢的問題以外，我心中更大的一個疑慮是：這種裝置究竟適不適合傑克？他至少還能再活上一年，但絕對不會超過五年。當生命到了尾聲，他想怎麼走？

心臟衰竭病患告別人世的方法主要有兩種：一種是心律不整，也就是心臟瞬間停止跳動造成的猝死；另一種則是慢性心衰竭，也就是心臟越來越衰弱，直到無法再爲組織供應足夠的血液與氧氣爲止。心衰竭是一種很痛苦的死法。這種情況造成的症狀包括噁心、疲勞，以及持續不斷的呼吸急促，在折磨人與令人生畏的程度上名列前茅。比起鬱血性心衰竭造成肺部積液而掙扎著呼吸，突發性心律不整對傑克而言，難道不會是比較好的走法嗎？沒錯，去顫器可以預防猝死，但也等於剝奪了猝死這個選項，可能將死亡過程導往痛苦迂迴的路途。當然，一旦傑克的健康狀況無可避免地走下坡後，他大可選擇關閉去顫器，以避免這具裝置對他施予痛苦的電擊。不過，在我的經驗裡，病患極少會這麼做，因爲醫師很少會告知他們這個選項，另一方面，病患家屬在面對心愛之人即將死亡的情況下，也往往不願做出這樣的選擇。

然而，我並沒有和傑克討論這些細節。要在只有十分鐘的門診時間進行任何討論，已經是很困難的事情，更何況是一場涉及死亡的冗長討論。我推薦他安裝去顫器。我不確定這個決定正不正確，但我猜想這件裝置至少能在短期內對他有所幫助。不過，這一切都不重要，因爲傑克馬上就回絕了我的提議。他不想裝去顫器。他深信隨著時間過去，他的磁鐵會產生效用。

跳或不跳，都是電流的問題

心臟基本上是個電動器官，沒有電，就不會有心跳。電脈衝刺激心臟細胞裡的特殊蛋白質，促使它們聚集，進而帶動整個器官的收縮。脈衝的韻律如果出現混亂，就會損及心臟輸送血液的能力。人類在二十世紀初期已經了解了這一點，而且心臟周邊的線路也已被摸清。舉例來說，當時的生理學家知道，在人一生平均三十億次的心跳裡，幾乎每一次都是由位於右心房高處的細胞進行自發性啓動所引起。那個區域稱爲「竇房結」，是心臟的天然心律調節器。透過帶電離子的流動，這些細胞的電壓會「定期」達到一個門檻——對處於靜止狀態的正常人來說，大概是一秒一次。這種流動會形成電波（動作電位），擴散於心房裡，並且藉由特化的輸導組織（等於電線）傳遞到心室，沿途刺激心臟細胞。就像你抓住繩子的一端，不斷上下甩動產生的脈衝。

電波在進入心室前，會先通過一個相對狹長且「懶惰」的圓盤組織，稱為「房室結」。在這裡，電脈衝會在約五分之一秒的時間裡大幅減緩，讓心房有時間完成擠壓、為心室充滿血液。接著，電波會透過傳導組織傳入心室。傳導組織原本聚集成束，漸漸分枝為細小的傳導纖維，像樹枝般延伸到心室各處。藉由這種方式，源自心臟單一部位的脈衝，就能迅速傳播到整個器官，促使右心室與左心室幾乎同時收縮，而各自將血液注入肺部與身體其他部位。

心肌細胞受到刺激後，會進入一段「不反應期」，基本上處於靜止狀態，不論多強烈的電刺激都無法再引起細胞的反應。這是一種保護機制，避免心肌組織反覆受到快速啓動。心臟如果跳得太快，循環就可能停止，導致死亡。

另外還有其他幾層保護，好確保人類心跳的穩定。舉例來說，就算心臟的天然心律調節器竇房結故障，另外也還有幾種備用心律調節器能夠取代。這些部位通常具有不同的電性質，啓動的速度也比竇房結慢，所以在竇房結運作正常的情況下，這些部位的活動通常會受到抑制（亦即其細胞處於不反應狀態）。不過，這些部位只要有任何一處因爲損傷、疾病或者腎上腺素的釋放而加快速度，就可能篡奪竇房結的心律調節功能。

到了二十世紀初，這個模式大致上已經明朗。科學家了解，心跳是由產生於右心房並向下傳導的電流所驅動，這股電流會在傳導途中刺激數十億個細胞，讓它從一個細胞傳到下一個細胞。但科學家花了較長時間才理解到的另一點是，心臟如果停止跳動，通常也是電流造成的結果。

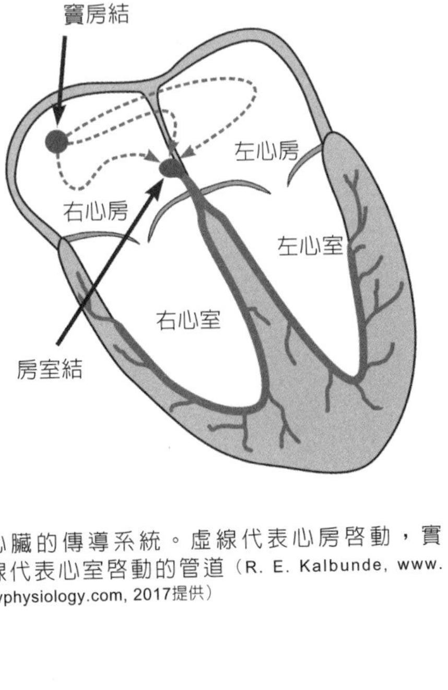

心臟的傳導系統。虛線代表心房啓動，實線代表心室啓動的管道（R. E. Kalbunde, www.cvphysiology.com, 2017提供）

解釋這項關聯的關鍵人物是英國人喬治・邁恩斯（George Mines），畢業自著名的劍橋生理學院。年輕時的邁恩斯是鋼琴神童，曾短暫考慮成爲職業音樂家，即使後來並未走上音樂之路，但他對於韻律的愛好一直沒有消失。一九一二年，二十六歲那一年，他取得了劍橋大學博士學位。愛好攝影的邁恩斯把攝影機引進了心臟生理學，並採用攝影師好友盧西恩・布爾（Lucien Bull）所開創的方法，以每秒十五次的速率在感光紙上記錄一隻脊髓被切斷的青蛙心臟收縮情形。邁恩斯從劍橋大學畢業後，陸續在英國、義大利與法國從事了博士後研究，然後才到蒙特婁的麥基爾大學擔任生理學教授。邁恩斯最重要的兩項發現，而且還是心臟電生理學史上最根本的兩項發現，都是在這個時期獲得的，分別來自於他對陸龜、魚類還有青蛙進行的實驗。

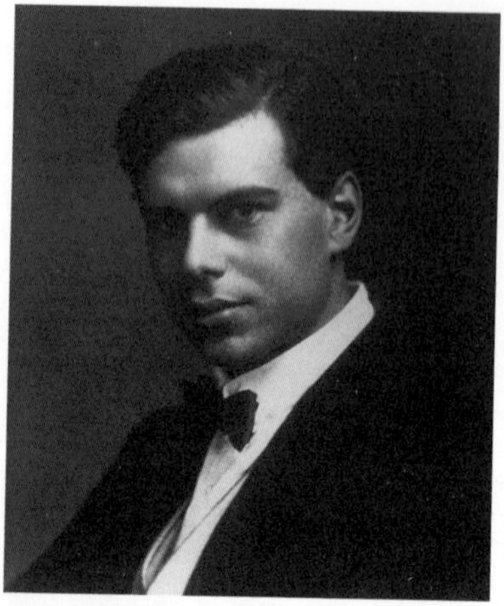

喬治・邁恩斯，約一九一四年
（*Physiological Laboratory*, Cambridge University, England。經同意翻印）

第一項發現，是心臟除了正常的傳導管道外，還有可能存在其他微小的電通道。這些多餘的線路通常會一致地受到刺激，卻不會改變心跳。不過，這套線路的一面（姑且稱爲A面）如果因爲疾病、電解質不平衡，或是心臟病發造成損傷，導致不反應期比B面來得長，那麼A面就可能會在脈衝抵達時處於不反應狀態，無法發揮傳導的效果；這麼一來，那股脈衝就只會傳到B面，因爲在不反應期較短的情況下，已經恢復了可刺激性。邁恩斯的重大洞見是，如果在脈衝抵達線路底端前，A面就恢復可刺激性，那麼這股脈衝就可能會傳至A面，再傳導到B面（因爲這一面的不反應期較短，所以立刻就恢復了可刺激性），就這麼不斷重複下去。

理論上，電脈衝可以在沒有進一步的外部刺激下無限循環。每循環一次，這道電波的一部分就可能會滲漏到線路以外，並啓動周圍的心臟組織，就像燈塔對遙遠的船隻發出信號一樣。如此一來，這道循環電流就可能搶走竇房結的工作，成爲心臟的主要心律調節器。

邁恩斯稱這種現象爲「迴路」，他利用成群的水母進行實驗，並在視覺上呈現出電流的循環。他發表了一份至今仍在使用的經典圖表（類似下圖），闡示這些心肌線路中的「循環移動」，以及這類移動如何有可能引發心律不整。他也證明切斷這樣的線路將會立刻終止循環波。這項觀察是當今許多心律不整外科

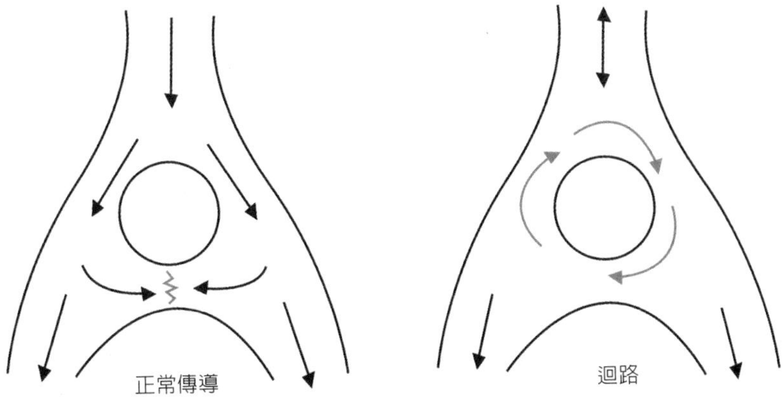

心臟迴路（繪製者：Liam Eisenberg, Koyo Designs）

療法背後的基礎。

心臟有可能電死自己？

現代對於迴路的描繪仍保有邁恩斯的基本洞見。在這種架構裡，循環（或螺旋）電波會因為非導體組織而出現，例如心臟病發作後造成的結痂。這樣的結痂如果比電脈衝的波長還小，電波就不會理它，就像水波不會受到小小的碎石干擾。

不過，如果障礙夠大，電波就可能被阻斷，出現邊緣落後，但其他部位仍然持續前進，導致波形各部位出現捲曲（就像流水遇到一顆大石頭而在下方形成漩渦狀水流一樣）。只要經過夠遠的距離，電波的邊緣就會成為圓形（或螺旋形）波的中心。

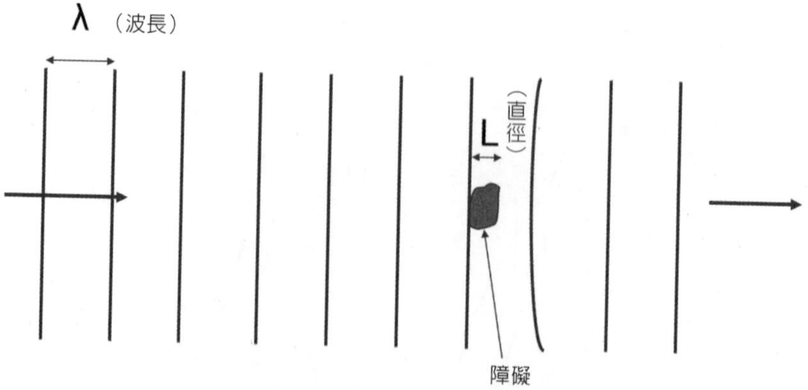

電波遇到小障礙

圓形的波形反映了一項需求，也就是處於不反應狀態的心臟組織必須恢復可刺激狀態，好讓電波能繼續傳播而不會消失——最簡單的就是螺旋這種經典圖形，以一點爲基準，然後慢慢向外旋轉擴散。邁恩斯在他對水母進行的實驗中發現，這種螺旋波形具有自給自足的特性：能夠一再重新進入恢復可刺激狀態的組織，並無限期地持續下去。

螺旋波在自然界裡隨處可見。煙飄動於冷空氣當中就會產生這種波形（見第二〇〇頁圖），或是水流經小石頭的時候也會。螺旋波會出現在超導體與變形蟲的多細胞集合體當中，也會出現在許多化學反應裡。就連宇宙中的可見質量也會集合成螺旋狀的星系。既然有這麼多的自然體現，在心臟裡看到這種波形也就不令人意外。

邁恩斯雖然只在較低等的動物（主要是魚類）

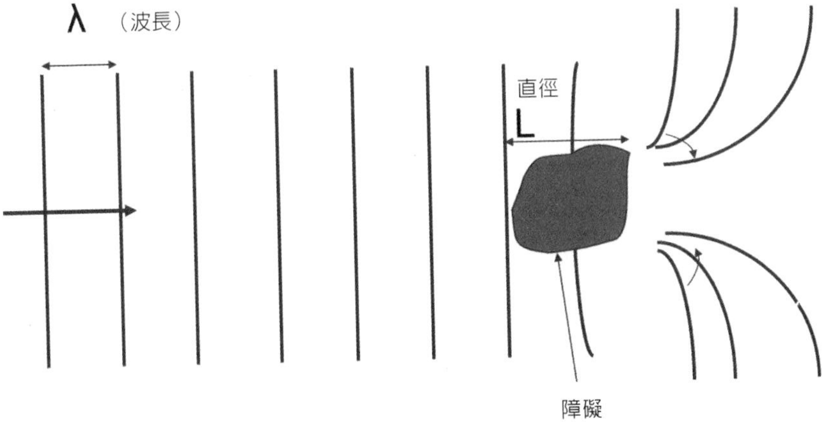

電波遇到大障礙

身上觀察到迴路現象，但不久後的一九二四年，便證實這種現象也存在於人類身上。現在一般公認，大多數心跳過速的狀況背後，都存在著螺旋波迴路現象，包括心室纖維性顫動這種西方世界最常見的心血管死因。

在心室纖維性顫動當中，由於心跳極迅速又極不規律，因此血液無法有效輸送至大腦、肺部和其他重要維生器官，導致血壓驟降，且幾乎立刻開始出現細胞死亡現象。心臟雖然仍在顫動，血液卻基本上已不再流動[35]。

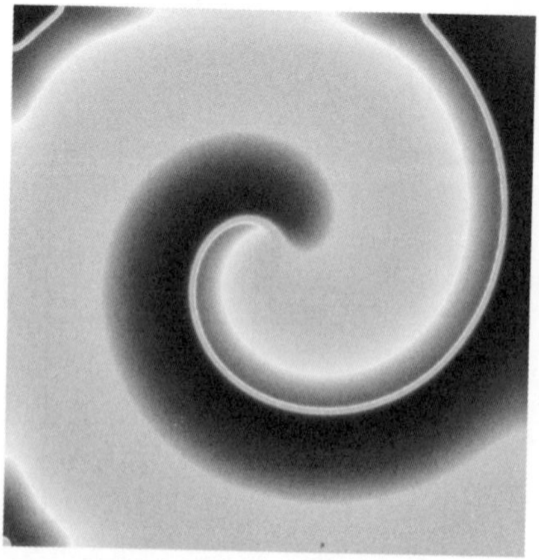
心肌組織電腦模型中的螺旋波（Alan Garfinkel提供）

蘇格蘭生理學家約翰・亞歷山大・麥克威廉（John Alexander MacWilliam）在一八八九年寫道：「突發性心衰竭通常不會是單純的心室靜止，而是恰恰相反，以猛烈但不規律，也缺乏協調性的型態顯現出心室的力量。」在美國，平均每小時有四十人在到院前心跳停止，主要都是因爲心室纖維性顫動。這些病患中，能夠倖存的不到十分之一，其他九成還來不及抵達醫院即告死亡。少數族裔與社經地位低落的族群下場最慘，也許是因爲他們難以取得體外心臟去顫器，旁觀者也往往缺乏有關心肺復甦術的教育。

然而即使在院內，心跳停止的存活率仍高不了多少，頂多二五％左右。過去數十年來，由於心臟加護病房與社區急救方案廣爲增加，再加上心臟電生理學的發展，使得死亡率已有所下降。然而，直到今天，心室纖維性顫動對世界各地的數百萬人而言，仍有如死刑般可怕。在美國，平均每三十三秒就有一人死於心血管疾病（包括中風與心臟衰竭），占全國死亡人口約四分之一；而終止他們生命的事件絕大多數都是心室纖維性顫動——心臟雖是生命來源，卻也是死神。

心室纖維性顫動最常發生在患病的心臟，因爲受損的細胞與遭到干擾的電訊號能讓產生迴路的條件獲得滿足。不過人們應該覺得驚訝的是，纖維性顫動也可能發生在正常的心臟。在邁恩斯獲得的發現中，或許能稱得上最重要的一項，就是透過實驗證明了心搏週期裡有個他稱之爲「易顫期（vulnerable period）」的短暫時期，意思是心臟容易受到傷害的時期，持續時間約〇．〇一秒。心臟只要在這段期間受到例如電擊的刺激，甚至是胸部受到重擊，而使得機械能得以轉變爲電能，就有可能導致完全正常的心臟發生纖

㉟ 最早描述心室纖維性顫動情形的人可能是維薩里，他觀察到動物在缺氧的情況下，心臟會出現一波波的顫動。

維性顫動而停止。

為了證明這一點，邁恩斯設計了一項裝置，只要按下按鍵，就能對貼在兔子心室的白金電極傳遞一次電擊。在幾次實驗中，他發現「只要抓準時機，按一下按鍵即可引發纖維性顫動」。時機非常重要。「刺激如果不是在特定的關鍵時機發出，就絕對不會引發纖維性顫動。」邁恩斯寫道。刺激若在易顫期前發出，不會有任何效果；在易顫期後發出，則是只會造成一次額外的心跳。不過，如果是剛好在易顫期，就會刺激剛剛才從上一次心跳恢復的組織，並引發纖維性顫動。在發表於一九一三年的〈論心臟的動態平衡〉這份報告裡，邁恩斯指稱自己的發現，對「（不規律跳動的）『發狂之心』這種引人注意的重要情形提出了一種解釋」。

要了解正常的心臟為什麼有可能會電死自己，就必須知道易顫期的存在。舉例來說，一名健康的年輕運動員如果被棒球或曲棍球擊中胸部而突然死亡，就是因為那名運動員的心臟在易顫期遭到重擊。科學家已經證明了哺乳類動物有易顫期的存在，做法是麻醉八到十二個星期大的小豬，在心搏週期中的不同時間點，以一顆固定在鋁棒末端的棒球撞擊胸口。他們發現，撞擊如果發生在僅有〇・〇一秒的時間裡，而且距離前一次心跳約〇・三五秒，就會導致心跳停止。

正常心臟發生心室纖維性顫動的情況，也常常可用迴路加以解釋。這種機制在具有結痂組織的患病心臟當中明顯可見：如同我們先前提過的，電波會因爲與結痂組織互相影響而出現斷裂，因此在波的邊緣形成螺旋。不過，即便沒有結痂組織，迴路現象也還是有可能發生。在這種情況下，電波會因爲與另一道電波互相影響而斷裂，繞著另一道電波經過後所形成的不反應組織旋轉，就像遇到結痂組織一樣。這種情形稱爲「功能性」迴路（相對於「解剖性」迴路），而且一樣致命。引發螺旋波的脈衝必須正好出現在適當的時間地點，才會是適合出現心室纖維性顫動的環境條件，這就是邁恩斯在他的兔子實驗裡發現的「易顫期」。

一九九二年在雪城大學，荷西．哈里費（José Jalife）與他的同事首度在實驗中觀察到心臟螺旋波，並且發表於《自然》期刊。他們在小狗的心臟組織裡注入特定的化學物質，然後利用特製相機拍出因此產生的螢光，影像中所呈現的是逆時針方向旋轉的螺旋，大小約爲兩公分。哈里費的小組發現，這些螺旋經常出現在結痂處或其他非均勻密度組織處，而且理論上能夠無限期循環下去，每次循環都會讓訊號恢復原本的強度，就像邁恩斯當初證明的一樣。

哈里費也發現，螺旋波不需要維持在固定位置。螺旋一旦移動，就有可能會開始四處徘徊，就像在桌上旋轉的陀螺。一旦逐漸減慢速度，尖端就會在桌上曲折遊走。最後，螺旋波有可能分裂成爲多個獨立的螺旋，從而對心臟產生不規則刺激，就像海浪在岸邊互相撞擊而產生大量的泡沫。

這就是心室纖維性顫動。一種極爲激烈且頑強的心律不整，必須用電擊將它轟出心臟才有辦法停止。麥克威廉在一八九七年針對心室纖維性顫動這樣寫道：「心室肌肉陷入不規律的收縮，同時，動脈血壓也大幅降低。心室由於充血而擴張，原因是心室壁快速顫抖的動作無力將心室內部的血液排出。」這種情形基本上就是電流混亂，於是心臟（以及心臟的主人）不免因此迅速死亡[36]。

在二〇〇〇年發表於《美國國家科學院院刊》的一份研究裡，艾倫．賈芬克（Alan Garfinkel）與他在洛杉磯加州大學的同事，利用特殊顯微鏡觀察豬的心臟切片，觀察結果顯示，當心臟組織出現纖維性顫動的時候，螺旋波會分裂成多個新的波，混亂地各自刺激心臟。我們並不確知螺旋波爲什麼會分裂，進而造成纖維性顫動，但據信這取決於心臟細胞恢復可刺激性的速度，這種性質稱爲「復原（re-excited）」。

復原取決於許多因素，但有可能因爲冠狀動脈血流的缺乏而增強（我的內外祖父就是都死於這種機制），也可能因爲心理壓力造成的腎上腺素激增而增強。不論是什麼原因，心臟細胞一旦變得容易受到刺激，螺旋波就可能會對電環境當中的小擾動極度敏感，不斷吸納振盪而分裂。心臟復原的「加速」甚至可能是「巫毒死亡」背後的機制，也就是受到人類學家所記錄的那種神祕性猝死。這種猝死經常發生在強烈情緒壓力中，例如遭巫醫詛咒。已證明抑制腎上腺素的乙型阻斷劑，可預防這類致命性的心律不整，也許這就是爲什麼貝爾維醫院的電生理專科醫師夏皮洛常說，紐約市的供水系統中應該添加乙型阻斷劑。

*

邁恩斯對迴路與易顫期的研究開創了心臟電生理學的新時代。可惜他活得不夠久，沒有機會看見自己的研究所造成的影響。一九一四年十一月七日這個寒冷的週六夜晚，

㊱認為一個可刺激的系統有可能陷入混亂的概念，最早出現在呂埃勒（David Ruelle）與塔肯斯（Floris Takens）於一九七一年提出的一篇論文中，標題為〈論亂流的本質〉。他們的預測後來在流體力學以及針對電子材料所進行的研究中獲得實驗證實。他們的研究也顯示，心室纖維性顫動是一種空間與時間的混亂。

一名工友走進邁恩斯在麥基爾大學裡的實驗室，發現他躺在一張實驗桌底下昏迷不醒，身上還綁著監控裝置。他隨即被送進醫院，但一直沒有恢復意識，在午夜來臨前不久去世。驗屍結果雖然沒有得出確切結論，但醫學史學家認爲他是死於對人類易顫期的實驗：也就是以自己做爲實驗對象。當時二十八歲的邁恩斯在死前一個月向麥基爾大學教職員發表的一場講座，又進一步加深了這項猜測的可信度。在那場講座裡，邁恩斯盛讚自我實驗的做法，提及當代科學家爲了解皮膚感覺的本質而切斷自己的神經，或是爲了研究消化的生理學而吞下一條塑膠管。明顯可見，邁恩斯決定在自己身上驗證他的易顫期理論。邁恩斯不知道福斯曼的故事，而他這場悲劇性的自我實驗比那位德國科學家把導管插進自己血管內的行爲，還早了十五年。

第10章

在心臟裝部電器

一項病症如果被認定為致命或絕望，那麼鋌而走險的措施就不再顯得那麼危險，而且也經常能藉由實踐與勇氣而變得安全。

——查爾斯·貝利（Charles P. Bailey），心臟外科醫師，費城漢尼曼醫學院

爲心臟整流

有一天下午，那位滿身磁鐵的病患傑克的訪視護理師尚恩在電話裡這麼說：「我跟他說，要是不採取行動，一定活不過年底。他的心臟一定會停擺，而且他沒有時間可以搞那些所謂的營養食品。」尚恩停頓了一下，顯然深感挫折，「你知道他對我說什麼

嗎？」尚恩的語氣聽起來氣憤不已：「『我能沒有痛苦地死去嗎？』」

傑克是我的門診病患，我差不多每個星期都會確認他的情況，他心臟衰竭的情況雖然越來越嚴重，卻還是不斷抗拒我的建議，認定他的草藥和磁鐵終究會產生效果。由於缺乏家庭與社會支持，因此傑克不符合接受心臟移植的資格——沒有人可以幫他處理雜務、確保他能定時回診或服藥。他唯一的選項是花費四萬美元安裝植入式去顫器，不然就是到安寧機構休養。

我有幾天沒聽到他的任何消息，接著尚恩打電話給我，說傑克又開始不舒服了。他必須坐在椅子上睡覺，原因是肺部積液，導致他每隔幾小時就會因呼吸困難而醒來。尚恩終於說服他安裝植入式去顫器。

我讓傑克住進貝爾維醫院的心臟加護病房，並且安排在植入手術前進行心導管術。一如往常，他很快就對醫院的人員感到氣惱。某天上午，我收到緊急呼叫前往病房，原因是傑克想回家而與護理師爭吵不休。我到病房的時候，他窩在一個用布簾圍起來的小空間裡，躺在皺巴巴的床單上，以胎兒般的姿勢蜷縮著。供應氧氣的細管緊緊壓在他凹陷的臉頰上。我立刻轉動控制氧氣量的綠色旋鈕。塑膠流量表內的一顆小球隨即往上浮升，被增加的氣流推升至半空。

「我胸部中間會痛。」傑克說，但沒有看我。他頭上並沒戴著慣常的圓頂帽，而是一頂沾有汗漬的白色針織帽，感覺比我在診間見到他時更瘦弱。我雖然同情他，卻也不禁有些生氣。「傑克，這就是爲什麼你需要做血管攝影。」我說。

「你應該今天早上做的！」他大聲咆哮，雙眼在閉上前閃現憤怒的光芒。「這下又浪費了一天。」

我對他說，這項檢查安排在明天。他的冠狀動脈如果暢通，我們就會立刻爲他植入去顫器。

「你說的話和其他人說的不一樣。」

「是嗎？這裡作主的是我。」我馬上回應。身爲心臟科高級研究醫師，我可以說，終於握有主導權的感覺眞不賴，至少對怎麼處理自己的門診病患而言，的確如此。

「同意書裡面提到了緊急繞道手術。」傑克以毫無起伏的語調接著說，「我不要做那種東西。」

那只是同意書的制式內容而已，我隨即解釋。同意書裡必須納入所有可能的風險，以防發生意想不到的嚴重併發症。

「我本來過得好好的，都是你開始強迫我做這些東西，才搞得這麼複雜。」傑克一邊說，一面想要坐起身來。

「我覺得你誤解了。」

「這是我的人生！」

「傑克，當然是這樣，可是……」

「不要！」他悲涼地尖聲大叫，「我知道你在幹什麼：你想從我身上挖錢！聽我說，我寧可死。就讓我死吧。我不怕死，我只求好好地走。」

我確實對傑克深感同情。很顯然的，他最不願意承認的一件事，就是他需要我或現代心臟病學幫助他保住性命。不過，我除了自己受過訓練的這種技術之外，實在沒有什麼其他的可以提供給他。此外，雖然我仍不確定安裝去顫器是正確的選擇，但既然已經做了這項決定，就沒有理由再反反覆覆。

「傑克，我想幫你。」我說著，坐在椅子上，「你要求我的事我全部都做到了，我甚至還聯絡了努爾醫師（那個自然醫療師），想詢問他的治療計畫，可是他不肯接我的電話。他的助理說他根本不知道你是誰。」我後來得知努爾是位著名的另類醫療師，他否認愛滋病是由人類免疫缺陷病毒引起、反對疫苗接種，而且生產販售不少疾病的營養補充品。

「那干我什麼事?」傑克吼了一聲。

「傑克，聽我說，我不想逼你做你不想做的事。」我說，這時我已經快要放棄了，「我以爲你想裝那個裝置。如果你不想，那麼你根本就不該到醫院來。你看你白白浪費了這麼多精力。」

布簾外傳來一陣窸窸窣窣的聲音，也許是有實習醫師在外面偷聽。傑克挺起身子。「我一開始就說過，我覺得你太武斷了。」他說，「可惜你的藥沒效，所以現在我們又回到了原點。我不怪你，你本來就習慣對別人發號施令。可是這種治療對我沒用。」

但是，這種治療方法終究有效。注射了一劑安定文（鎮靜藥物）後，傑克的情緒似乎平緩了下來，並同意繼續進行植入手術。到了此刻，我認爲他已經知道自己別無選擇。不過，他指著我，故做生氣的模樣：「你要是讓我聽到你吹噓說你終於贏了我，那你就完蛋了。」

*

在邁恩斯爲心臟電生理學創造開拓性成就後的數十年間，電力開始普及於工業化國家。到了一九三〇年代，美國九〇％的都市居民都享有電力。從電車到燈泡乃至家電用品，電力徹底改變了大衆的生活方式。當然，在那個時候，科學家也已經知道心臟同樣是由電所驅動。不過，心臟的線路一旦失效，人造的電力是否能像自動洗碗機一樣控制心臟？這是一整個世代的研究者念茲在茲的挑戰。

最初爲了克服這項考驗而採取行動的先行者之一，是來自波士頓、任職於貝斯以色列女執事醫療中心的心臟科醫師保羅・佐爾（Paul Zoll）。第二次世界大戰期間，佐爾奉派前往英國的一所軍醫院，在那裡的外科團隊裡擔任心臟科醫師。他看著外傷醫師從士兵的心臟中取出炸彈碎片，不免注意到心肌有多容易受到刺激。他曾寫道：「只要伸手一摸，心臟就會立刻多跳好幾下。既然心臟對任何種類的操弄都如此敏感，爲什麼會因爲缺乏刺激而死亡呢？」

戰爭結束後，佐爾開始治療「心臟傳導完全阻滯」的病患，這是心臟傳導系統不健全的一種常見病症。在這種情況下，來自心房的正常電脈衝不會抵達心室；身爲主要幫浦的心室就必須利用備用的心律調節器來產生自己的節律，但這個備用調節器的速度通常比心房慢上許多。患有心臟傳導阻滯的病患，心跳往往慢得危險。他們的呼吸多半急促且容易感到疲勞，有時候還會因爲低血流而昏倒。在罕見的病例中，他們甚至會遭遇心跳停止而猝死。

在最初的實驗裡，佐爾麻醉了一條狗，將電極滑入狗的食道，並固定在距離左心室幾公分的地方，以便讓心臟獲得最大的電刺激。他驚訝地發現，自己能以外部產生的脈衝引起心跳。但佐爾也知道，在緊急情況下，不會有時間把電極放進昏迷不醒的患者嘴裡並推入食道。所以在他的下一組實驗中，他沒有再採用食道電極，而是把電極直接貼在胸部。胸部電極也產生了效果，只是需要比較大的電流以穿越肋骨和胸肌。不過，外來的脈衝必須抓準時機；如果在易顫期刺激心臟，就可能導致纖維性顫動。於是，佐爾寫出了演算法，藉由心電圖的追蹤，在適當時間發出刺激。

在後來的人體實驗中，證明體外心律調節一樣有效，但極爲痛苦。電流會導致胸肌出現令人疼痛難忍的收縮，而且很快就會導致皮膚長出水泡與潰瘍。此外，如同醫院的其他一切裝置，體外心律調節器也是由市電網供電，病患如果想起身走動，就必須把電線拉到醫院走廊上，甚至是拉著電線上下樓梯。此外，市電網也很容易停電，因此對於必須仰賴節律器的心臟傳導完全阻滯病患而言，這實在難以令人安心，使得體外心律調節只能成爲心臟傳導阻滯的暫時治療方法。

爲了找尋長期性的解決方案，一種革命性的想法便冒了出來：把心律調節器植入體內，以便直接對心臟施加刺激，並放了胸肌一馬。心臟的感覺神經末梢很少，所以在心內進行心律調節不會帶來疼痛；況且，植入式心律調節器是由本身的電池驅動，所以能持續得較長久，同時也比較可靠。

直接於心臟進行調節的概念成形於一個熟悉的地方：明尼蘇達大學的外科系。交叉循環先驅李拉海得知，傳導阻滯是施行開心手術後經常出現的一種併發症，不論是早期利用交叉循環的做法，還是在一九五四年後利用心肺機進行的開心手術都是如此。縫合心室中隔缺損有可能切斷傳導管道，或者導致足夠的組織發炎，而對傳導管道造成暫時性的干擾。在該校於一九五六年舉辦的一場併發症與死亡病例相關研討會上，一名生理學家提議，透過心臟表面的電極直接調節心律，就可以化解這個問題。這麼做能以遠比體外心律調節來得低的電壓刺激心臟，而且也會比透過胸壁的外部節律器更可靠。

李拉海的團隊把這個點子帶回了米拉德廳的實驗室。他們在麻醉的小狗身上製造心臟傳導阻滯現象，方法是以縫線纏住心室傳導系統的頂端部位。一如預期，小狗的心率隨即大幅降低。接著，他們把一條電線縫在心臟外壁，再連接一部脈衝產生器，結果發現心律立刻加快。

利用約五十隻小狗進行實驗後，李拉海在一九五七年一月三十日首度把這種「心肌電線（myocardial wire）」應用在人類身上。一名六歲的小女孩因進行心室中隔缺損修補而出現心臟傳導阻滯。裝設電線並連接於脈衝產生器後，女孩的心率隨即從每分鐘三十下提高到八十五下，而她也在手術後存活了下來。過了不久，李拉海只要在開心手術期間或事後發現病患出現心臟傳導阻滯的跡象，就會利用心肌電線矯正這種情形。他的裝置是史上第一件長期留存在人體內的電儀器，而且效果非常好。不過，這方法也只是暫時的，因為電線必須透過胸部的一個切口拉到體外與脈衝產生器連接，所以造成了一個可能產生感染的開口。這種做法的用途在於治療短期的術後心臟傳導阻滯，只是比體外心律調節器來得有效。

如同李拉海在擔任外科醫師期間採取的許多做法，心肌電線也沒有前例可循。事前根本無法知道這種做法是否有效，會不會導致各種併發症：例如感染、出血、結痂……也不知道把一條金屬線留在人體內，並將部分從皮膚的一處切口拉出體外，卻可能導致病菌從切口侵入體內的做法是否荒謬至極。話說回來，只要未曾嘗試，就不可能知道這些問題的答案。不過，比起二十世紀的任何一位醫師，李拉海對嘗試異想天開的做法最是精通。

然而，心臟傳導完全阻滯還是需要長期性的解決方法。年長的成人經常因為心肌梗塞或老化造成的瘢痕而產生慢性心臟傳導阻滯，也因此可能需要在長達幾個月或甚至幾年的時間內接受心律調節，以維持性命。從一九五七至一九六〇年間，來自世界各地的研究團體，競相設計並測試能完全植入體內的心律調節器，但第一個獲得成功的卻是水牛城大學一位不起眼的電機工程師，名叫威爾森．格列巴齊（Wilson Greatbatch）。

如同過去那個世紀的許多重大心臟病學創新，格列巴齊的發明也是受到一項錯誤所啓發。一九五〇年代初期，格列巴齊在紐約伊薩卡附近的一座牧場工作，測試監控綿羊與山羊心率與腦波的儀器，結果從兩個在那裡進行暑期研究的外科醫師口中，得知了心臟傳導阻滯現象。「聽到他們的描述，我就知道自己可以搞定這種病。」格列巴齊後來表示。幾年後，格列巴齊在水牛城使用新發明的電晶體，結果不小心把一個電阻放進他正在測試的電路，並因此發出一道持續了〇．〇〇一八秒的信號，暫停了一秒，又重複一遍——這樣的韻律正與人類的心跳相似。格列巴齊寫道：「我不可置信地盯著那個東西，然後意識到：要驅動心臟就是需要這個。在接下來的五年裡，全世界大多數的心律調節器都採用（這種電路），就只是因爲我當時拿錯了電阻。」

一九五八年春季，格列巴齊拜訪了水牛城退伍軍人醫院的外科主任威廉．查達克（William Chardack）醫師，向他說明自己的構想。查達克很是熱衷，並對格列巴齊說：

「你如果做得到這一點，一年就可以救回一萬條性命。」於是，格列巴齊回到他的工作坊，利用兩個德州儀器公司生產的電晶體，製作了一部原型裝置。三個星期後，查達克把那部裝置植入一條狗的體內，他們兩人驚奇不已地看著那個小巧的裝置接管心跳。「我在那一天看見那個五立方公分的電子設計控制了一顆活生生的心臟，內心的欣喜眞是難以言喻。我覺得自己這輩子不管再做什麼事，都不太可能會再帶給我那麼大的喜悅。」格列巴齊後來表示。從古至今，哲學家與醫師都夢想過掌控人類的心跳，而現在，藉著普遍可以取得的電路元件，這個夢想終於有了實現的可能。這是科學史上一個影響深遠的時刻。

不過，格列巴齊的裝置並不完美。外表僅用電工膠布裹覆，因此使用幾個小時後，就不免因體液浸滲而故障。「事實證明，人體內溫暖潮濕的環境比外太空或海底的環境更加惡劣。」格列巴齊寫道。於是，他把電子零件封裝在固態環氧樹脂裡，好讓它不易受到外界影響，進而將使用壽命延長至四個月。

在沒有外來資助的情況下，格列巴齊在查達克擁擠的實驗室與自家後方穀倉裡的一處小小工作坊兩頭跑，設法解決永久心律調節器所面對的關鍵問題：電池壽命、充分隔離，以及刺激門檻逐漸升高，也就是控制心臟的電流會隨著時間過去需要逐漸增強（在此過程中，格列巴齊也發明了第一個續航力持久的鋰離子電池，至今仍在使用）。

到了一九五九年夏末，格列巴齊已花光兩千美元的個人存款，手工製造出五十部植入式心律調節器。其中四十部裝在動物身上進行測試，剩下的才放進人體。史上首次人類植入手術在一九六〇年四月七日進行，對象是一名罹患心臟傳導完全阻滯的七十七歲男子。他在手術後又活了十八個月。電線原本固定在心室外壁，但後來利用加拿大外科醫師畢格羅研發的技術，讓電線穿越靜脈而直接通入心臟。查達克—格列巴齊心律調節器的效果出奇的好。最早接受安裝這種儀器的其中一名病患，接受電子心律調節長達二十年以上，活到八十幾歲才去世。

一九六〇年秋季，格列巴齊與查達克把植入式心律調節器，授權給明尼亞波利一家名叫美敦力（Medtronic）的小公司，那家公司的創辦人厄爾・巴肯（Earl Bakken）是一名曾與李拉海共事過的電機工程師。獲得授權後，生產活動幾乎同時展開。到了那年年底，該公司已經以三七五美元的價格接到了五十部心律調節器的訂單。格列巴齊持續改善這種裝置，在他位於紐約上州的住家臥房裡架設了兩部火爐和一張工作桌，以測試電晶體與其他元件（後來，美國義勇兵核子導彈計畫採用了格列巴齊的許多品管規格）。

心臟節律器的需求迅速飆升，在一九七〇年約植入四萬部，在一九七五年則是約植入了十五萬部。到今天，世界各地共有超過一百萬部心臟節律器仍在服役中。一九八四年，美國國家專業工程師學會將「植入式心律調節器」選爲二十世紀前半對社會最重要的十大工程貢獻之一，而做爲此裝置的發明者，格列巴齊這位不起眼的紐約上州工程師也獲得表揚。

搶救不該死亡的心臟

除了心臟傳導完全阻滯這種致命的緩慢心律不整，心臟電生理學在二十世紀中葉設法解決的另一個重大問題，是心室纖維性顫動，在全世界的猝死病例中，絕大多數都是因這種快速的心律不整所引起的。在二十世紀初，普雷沃斯特（Jean-Louis Prévost）與巴特利（Frédéric Battelli）這兩位日內瓦大學的研究者發現，電不僅能用來引發心室纖維性顫動，也可以平撫這種現象。他們以相對微弱的交流電在動物身上引發纖維性顫動，再以強烈許多的「去顫」電擊予以終止，並重置心跳。數十年後的一九四七年，美國外科醫師貝克首度在手術室裡成功使用電擊去顫，地點在克里夫蘭的凱斯西儲大學醫院，對象是一名在胸腔手術後心跳停止的十四歲男孩。後來那名男孩活了下來並順利出院。貝克後來寫道，去顫是一項工具，可以用來搶救「不該死亡的心臟」。他認爲這種療法「擁有拯救生命的龐大潛力」。

如同電子心律調節器，電擊去顫也是先從體外版開始發展。一九五六年，哈佛的佐爾——也就是體外心律調節法的開創者，首度在人類實驗中成功施行了體外心臟去顫術。其他科學家也做出了重大貢獻，其中最引人注意的是約翰霍普金斯大學的電機工程教授考恩霍文（William Kouwenhoven）。他研究體外去顫術長達數十年之久，主要在大鼠與流浪狗身上進行實驗。

到了一九五七年，考恩霍文已在自己位於約翰霍普金斯醫院十一樓的研究室裡，組裝了一部去顫器。同年三月，一名四十二歲的男子在凌晨兩點來到急診室，指稱自己消化不良。不過，他其實是發生了急性心肌梗塞，結果在更衣時因爲心室纖維性顫動而昏倒。收治這名病患的住院醫師傅里辛格（Gottlieb Friesinger）曾聽過考恩霍文的去顫器，於是在一名實習醫師爲病患施行心肺復甦術時，衝上樓去拿那部去顫器。傅里辛格說服警衛讓他進入考恩霍文的研究室，抬起那部近九十公斤的沉重裝置，用推車推到急診室。他把一片電極貼在胸骨頂端，另一片貼在乳頭下方，然後發出兩下電擊，救活了這名瀕死的病患。這是對心跳停止施行緊急去顫而獲得成功的世界首例。

考恩霍文的研究帶來了一項不尋常且出乎意料的附帶效益。在一九五〇年代晚期、利用小狗進行的實驗當中，考恩霍文研究室裡一名叫尼克博克（Guy Knickerbocker）的研究生注意到，就算尚未施加任何電流，去顫電擊板只要一就定位，血壓就會些微上升。尼克博克與外科醫師朱德（James Jude）合作，證明了對胸部施壓能夠擠壓心臟，促使血液暫時循環，從而提高血壓。他的觀察促成了心肺復甦術中按壓胸部的做法，也就是當今的標準程序；不到一年，消防員及其他救援人員便都要學習這種技巧。這項發現後來也機緣巧合地裨益了尼克博克本身。一九六三年，他的父親因爲心臟病發導致心跳停止，結果在施行心肺復甦術後救活。

體外去顫器迅速且大量地出現於一九六〇年代新設立的心臟加護病房裡。這些機器隨時待命治療心臟疾病造成的心律不整，甚至是心臟疾病本身。這些病房裡的監控證實了，心室纖維性顫動的確是心跳停止與猝死最常見的肇因。一九六一年，哈佛大學一個由羅恩領導的團隊在去顫器中加入了一個計時器，以便與心電圖同步，避免在易顫期對心臟施行電擊。

不過，和心律調節器一樣，體外去顫器也很龐大笨重，而且施加的電擊有時也會造成極大的痛苦——某些罕見的案例中，病患仍很清醒。此外，體外去顫器必須由他人操作，在緊急情況下實在不盡可靠。因此，一如心律調節器，醫界對於去顫器的目標也是要讓它迷你化、自動化，並且植入體內。

儘管有幾個團隊參與了體外去顫器的發明，但植入式去顫器卻是單一團隊的研發結果：巴爾的摩西奈醫院的一個團隊，由米盧斯基（Michel Mirowski）所領導。米盧斯基是生長於華沙的猶太人，有個漂泊不定的人生。一九三九年，還是青少年的他，在德國入侵並占領波蘭後，離開家人逃出國外（他也是全家唯一的二次大戰倖存者），但他終究還是回到了波蘭。

戰爭結束後，他到法國接受醫學訓練。身為猶太復國主義者，他後來搬到了以色列。一九六六年，已經是執業心臟科醫師的米盧斯基經歷了一場改變他一生的悲劇：他的良師益友海勒（Harry Heller）死於心室性心搏過速，這是一種惡性心律，往往是心室纖維性顫動的前兆。如同許多因心臟猝死悲劇而深受創傷的人，治療心臟疾病也成了米盧斯基終生念茲在茲的目標。

一九六八年，米盧斯基搬到了美國。身為西奈醫院新設的心臟加護病房主任，他爭取時間在醫院研究大樓的地下室從事他自己的研究。海勒去世後，米盧斯基在以色列構想出來的計畫，就是要製造一部植入式去顫器。米盧斯基與同是心臟科醫師的茂爾（Morton Mower）合作，共同設計出了這部裝置的草圖。米盧斯基知道心室纖維性顫動需要受到強烈電擊才會終止。不過，他認爲在進行體外去顫術時，大部分的能量都會因爲跑到心臟周圍的組織而浪費掉。於是，他開始設想一個簡單的電容器，認爲如果能直接接觸心臟，那麼它所放出的電流說不定就足以終止纖維性顫動。

米盧斯基與茂爾找來工程師，合作設計出一套電路，能偵測心室纖維性顫動以啓動電池、讓電容器充電。他們面對的挑戰非常嚴苛：電路的尺寸必須縮得非常小，他們設計的電子裝置也必須確保能施放適度的電擊（同時避免不適當的電擊，以免讓健康的人陷入心室纖維性顫動），並組裝一部有能力針對每次纖維性顫動發作，施放多次電擊的發電機。他們兩人就像格列巴齊一樣，私下進行研究，也和他一樣，自掏腰包以支付實驗動物與電子元件的費用。他們甚至一度偷取附近一家餐廳的湯匙，好製作植入式電極。米盧斯基擁有強大的專注力與意志力，他遵循的「三大法則」是：不要放棄、不要屈服、打敗那些混蛋。

一九六九年八月，米盧斯基與茂爾把一根金屬導管插入一隻狗的上腔靜脈，再把一枚金屬盤（一個壞掉的去顫器電擊板）放在那條狗的胸部皮膚下。他們利用微弱的電流在易顫期刺激心臟，引發心室纖維性顫動。接著，藉由一道強烈許多的二十焦耳電擊，終止了纖維性顫動，救活那條狗。

爲了宣傳他們的成就，他們拍攝了一部影片，顯示那條狗先是因爲心跳停止而昏倒，接著受到植入式去顫器電擊，然後又站起身來，搖著尾巴。由於有觀者指稱那條狗說不定受過訓練，所以能依照指示癱倒並站起來，於是米盧斯基又另外拍攝影片，同時顯示心電圖，藉此證明小狗的心臟確實陷入纖維性顫動。這部影片讓許多醫師相信，米盧斯基確實獲得了一項具有重大臨床效益潛力的發現。

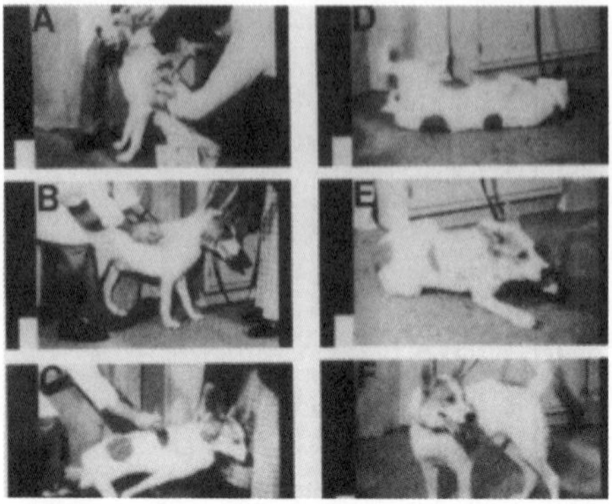
一隻狗因心室纖維性顫動而昏倒，接著在獲得成功去顫後重新站起來（*Pacing and Clinical Electrophysiology*提供）

一九七〇年春，美敦力的巴肯拜訪米盧斯基，以檢視他的裝置。米盧斯基爲這位訪客舉行了一場成功的示範。事後，巴肯問他，如果那隻狗沒去顫，會有什麼後果，米盧斯基於是切斷去顫器的電源，再次引發那隻狗的心室纖維性顫動，然後站在一旁看著牠迅速死亡。

不過，巴肯卻犯了一項重大錯誤，認定米盧斯基的裝置不具商業可行性。由於基本上猝死是隨機發生的，因此他不禁納悶：米盧斯基要怎麼辨識出風險最高的病患？後來米盧斯基決定聚焦於心跳曾停止過卻存活下來的病患。至於患有心臟疾病但沒有心跳停止病史的病患，是否能受益於植入式去顫器，則是米盧斯基無法回答的問題，也是心臟科醫師至今仍在思索的問題。此外，巴肯也質疑米盧斯基要怎麼測試他的裝置？是不是必須讓人陷入心跳停止狀態，才能確認他的裝置確實能發揮效果？這種做法豈不是極不道德嗎？

儘管如此，米盧斯基與他的團隊仍持續努力，不因此灰心，大致上也沒有獲得任何資助。一九八〇年二月四日，他們終於舉行了第一次人類試驗。擔任試驗對象的五十四歲加州女子曾多次發生心跳停止。在手術中，約翰霍普金斯醫院的外科醫師把一個電極植入她的上腔靜脈，將另一個電極貼片縫在左心室表面，再將發電機裝在她的腹部（如同某些醫學院大體，早期的心律調節器與去顫器發電器都安裝在腹腔）。

接著，爲了測試這個裝置，他們讓她陷入心室纖維性顫動。這個裝置一開始並沒有啓動。在十五秒鐘的時間裡，米盧斯基與他的同事全神貫注地看著那名女子陷入昏迷。他們正準備動用體外去顫器時，植入式去顫器終於在此時施放了電擊。僅僅一道電擊，就把她救活了過來。《新英格蘭醫學期刊》雖然拒絕了米盧斯基針對他的動物實驗所寫的

第一篇論文，卻立刻刊登了他描寫自己對於前三名病患的經驗，這篇論文的標題爲〈以人類體內的植入式自動去顫器終止惡性心室心律不整〉。五年後，美國食品藥物管理局在一九八五年核准了這種裝置的商業生產。

在心臟裝部電器

在獲得美國食品藥物管理局核准的十七年後，我的病患傑克已準備在心不甘情不願的狀況下成爲米盧斯基這項發明的受益人。他接受咪氟唑侖與安定文的輕微鎮靜，躺在心導管室的治療檯上，頭部用一塊海綿橡膠枕頭墊高，確保呼吸順暢。他很放鬆，精神也很集中。我把一根針刺進他的鼠蹊部，準備插入導管，只見他一臉茫然，表情甚至有些莞爾。「老天，你看，是我的血！」他說。

我一直無法把導管滑入正確的冠狀動脈，結果發現，原來是他的冠狀動脈有異常，而且是在一個不尋常的地方。於是，傅克斯醫師以一根不同形狀的導管接手。我向傑克說明狀況，他聽了之後說：「我就是這樣，我是個異常的人。」所幸，正確的那條冠狀動脈暢通無阻。左冠狀動脈也大致上正常。中段雖然有些小斑塊，但不太可能會造成問題，所以我們決定不予理會。我對傑克說，我們已經完成血管攝影，他叫我們繼續工作。「你們要的話，可以再弄一個小時。」刷手護理師笑了起來。傑克頗爲享受身爲衆人的注目焦點，也似乎相當喜歡能有展現魅力的機會，就算是在手術檯上也沒關係。

我們把傑克抬到擔架床上，再把他推到隔壁的電生理病房。要植入他體內的那部去顫器就在那間病房裡，大小跟呼叫器一樣。在明亮的天花板照明下，他的手術袍被揭了開來。我首先用三種不同的殺菌肥皂清潔他的胸部，然後將一張透明的抗菌薄膜鋪在他的皮膚上。去顫器感染相當罕見，發生率不到千分之一，不過一旦發生，就必須再動一次手術，取出植入的裝置，所以我們必須極度小心，保持手術區潔淨無菌。過了不久，乳白色的麻醉劑注入傑克體內，劑量足以讓他不至於在手術中感到疼痛，又不至於讓他無法自行呼吸。

特色鮮明的電生理住院醫師夏皮洛帥氣地走了進來。「親愛的，我回來了。」他以低沉的嗓音對護理師們說。我們一同套上手術衣、口罩，還有手套。接著，我把手術檯的高度降低，讓傑克的頭部高度比腿部低，促使血液流入胸部靜脈，讓血管更清晰可見。夏皮洛把麻醉劑奴佛卡因注入皮膚與軟組織。「會痛。」傑克嘟噥了一聲，但夏皮洛叫他不要說話。「這樣對你很危險。」他說，還偷偷對我眨了個眼，然後把麻醉點滴的流速調高。

夏皮洛拿著電手術刀，在左胸上部接近肩膀的地方劃出一個長約五公分的切口。先是用一把刀尖圓滑的剪刀剪開黃色的脂肪層，深入閃閃發亮的白色筋膜面，再剪到胸肌底下，在那裡挖出一個洞，以便放置去顫器。由於傑克非常瘦，因此我們想要把裝置放在肌肉底下，以免凸出得太明顯。我站在一旁，主要只是靜靜觀看而已。他偶爾會要求我燒灼一處微小的出血，這時我會拿起電刀，在出血處燙出一小縷血煙。每隔幾分鐘，夏皮洛就會後退一步，跟著收音機上播放的歌曲狂放起舞。

不久後，夏皮洛把一根二十二口徑的針插入一條胸部靜脈，把拉柄往後拉到底，只見透明的塑膠針筒內填滿了紫紅色的血液，這是氧張力低[37]的表徵。他把一條長得像是吉他弦的滑溜導線插進針孔，通入靜脈。確認導線已經安然進入靜脈之後，他就把針抽了出來。「把線拿著，絕對不要放手。」他說。我緊張地點點頭。夏皮洛把一條塑膠導管套在導線上，再抽出導線，只剩導管在血管裡。接著，他把一根極細的電極插進導線裡，慢慢往前推到心臟內部。在X光螢幕上，那條電極在心臟裡蜷曲著，猶如一條隨時準備攻擊的蛇。只要電極與右心室的內側表面接觸，就會微微彎曲。接著也抽出導管，只剩下電極在定位上。然後，夏皮洛又把第二條電線通入一條大靜脈，推到左心室表面。他把大小相當於一張信用卡，但厚約一公分的發電機放進胸肌的洞裡，然後與電線連接起來。

工作完成了。過去幾個月來花費了那麼多心力，我這位熱愛磁鐵的病患傑克終於植入了去顫器。現在，該是讓傑克的心臟陷入纖維性顫動，以測試裝置是否能正常運作的時候了。美敦力公司的代表、一名頭髮灰白而彬彬有禮的男子，在現場幫忙我們進行測試。他在手術室的另一邊喚了我一聲。「動手吧。」他站在一部小小的電腦前面說道。「你現在要殺了你的病人。」

我應當在易顫期對心臟施加刺激，以引發心室纖維性顫動。我在鍵盤上按了幾個按鈕，讓心臟跳動三次，然後在一次可變延遲期間施放一道額外的脈衝，試圖讓那道脈衝正好施放於易顫期，以便引起心跳停止。一連串的電脈衝發出如卡通般的聲響，就像電動玩具小精靈把點點吃掉的聲音。我先在三三〇毫秒時施放一次額外刺激。螢幕上出現

---

37 oxygen tension，指血液中所溶解的氧分子產生的張力，氧張力低是缺氧的表現。

了一些彎彎曲曲的線條，代表一陣混亂的電活動，但韻律又恢復了正常。我繼續嘗試，把施放額外刺激的時刻改爲三二〇、三一〇以及三〇〇毫秒，但結果都差不多。不過，接下來改到兩九〇毫秒，就得到了我們要的效果。在螢幕上，傑克規律的心跳轉變成一條依幾種不同頻率振盪的正弦波。這就是心室纖維性顫動，也就是死亡的韻律。

「開始了。」那名代表興奮地說。他開始計算：「五……十……十五。」去顫器設定爲在十八個正弦波出現後施放電擊。傑克在手術過程中雖然都是清醒的，但這時我看向他，卻發現他已經失去了意識。我聽到一陣沉悶的撞擊聲，彷彿有人對著傑克骨瘦如柴的胸部捶了一拳，而他的身體也在手術檯上微微跳動了一下。去顫器已經施放了電擊。螢幕上的曲線出現一次劇烈振盪，然後停頓了一會兒，接著心電圖就恢復了正常。一名護理師輕輕拍了拍傑克的臉。「醒來。」她說，「手術結束了。」

事後，我問夏皮洛：如果植入式去顫器沒有作用，體外去顫器也無效，那我們要怎麼辦？「這種情形以前發生過。」他說，「有些人的心臟很虛弱，引發纖維性顫動後，不一定能讓心臟恢復跳動。」他停頓了一下，開始擦手，「我們不喜歡那種情況。」他說著，彷彿回想起一段痛苦的回憶，然後又瞥了我一眼。「我們不喜歡那種情況。」

＊

幾個星期後，我在診間看到了傑克。他戴著他的圓頂帽，還穿著一件老式的西裝外套，看起來比平常還要時髦。他說自己覺得比較舒服了。傑克臉上的血色恢復不少，體重也增加了一些。

他放棄了磁鐵，原因是磁鐵會干擾去顫器，所以他不能再把磁鐵帶在身上（我這時才理解，也許這就是他一直以來抗拒去顫器的原因）。我檢查了植入區。雖然有些紅腫，但沒有滲液，也沒有傷口。切口處貼著小膠布。

「訪視護理師建議用更多的利尿劑消除我腿部的水腫。」傑克一邊說，一邊跳上了檢查檯。「你覺得呢？」我忍不住微微一笑。好幾個月前我就開始建議他這麼做了。

「傑克，我覺得這個建議很不錯。」我回答。

他提醒我，他在出院前曾同意增加心臟用藥福辛普利（Fosinopril）的劑量，但他也抱怨這種藥有時候會讓他頭暈，還問我如果把劑量減半有沒有關係？我忍不住笑了起來。傑克一度是我最不聽話的病患，現在卻成了現代心臟病學的信徒。想想看，我們只不過是讓他去鬼門關前走一遭，就獲得了這樣的成果。

但我還來不及說話，傑克就提醒我，當初醫院裡的醫師停掉了他的草藥補給品。「他們有給我鎂，可是那是葡萄糖酸鎂，那樣身體根本沒辦法吸收。」他忿忿不平地說。他一回到家，就恢復服用那些營養食品。「我終於覺得比較舒服了。」他說。「我絕對不會讓那樣的事情發生第二次。」

第11章

心臟的替換零件

對於瀕死的人來說，（接受心臟移植）不是一項困難的決定……如果有隻獅子把你追到一條滿是鱷魚的河流邊，你一定會跳進水裡，並認定自己有機會可以游到對岸。

——巴納德（Christiaan Barnard），南非外科醫師

心臟末路

那名母親的嘴唇上胡亂塗了一層厚厚的口紅。她雙眼紅腫，頭髮挽成一個圓髻，凹陷的黝黑臉頰上留有淚痕。她一看到我，眼淚又開始流了下來。

她二十五歲的兒子拉文達命在旦夕，而且我們兩人對這一點都心知肚明。我一直害

怕進行我們早該進行的那場談話，她顯然也是如此。每當我對她說，我們必須討論她兒子的狀況，她就會叫我和她的先生——也就是拉文達的爸爸談。拉文達的父親是名推銷員，個性單純，總是緊閉著嘴巴靜靜坐著，就算她太太在旁悲痛得嚎啕大哭也一樣。只要他受不了妻子的啼哭，他就會伸出手臂環抱著她，以粗啞的嗓音說：「好了，女人，別這樣。」

他們的兒子蜷縮在急診室裡的一張擔架床上，吃力地吸著空氣。拉文達的呼吸在過去幾天變得很急促，所以才會被帶到醫院來。嘴唇乾裂，眼窩凹陷，太陽穴塌陷；而且他躺在床上的姿勢很不自然，身體幾乎對摺，這是弗里德賴希共濟失調症（Friedreich's ataxia）造成的結果。這種遺傳性神經疾病會導致手臂與雙腿失去運動功能，到了最後階段，也會導致心臟失去作用。透過心臟超音波檢查可以看到，與其說他的心臟在「跳動」，不如說是「扭動」，努力想排出裡頭的血液。

拉文達雖是成人，看起來卻像名青少年。他與走廊另一端那些少年病患唯一的區別，就是一小撮鬍鬚。我在聖誕節時買了一部 Xbox 遊戲機送他，和我兒子莫罕的聖誕禮物一樣。那是拉文達唯一想要的禮物，但他家裡買不起。可惜的是，他從來沒有機會玩。到了聖誕節當天，他已過分衰弱，就算不躺在床上，也只能坐在電動輪椅上。我記得他媽媽拿他少年時期的照片給我看的時候，他臉上流露出了尷尬的神情。在其中一張照片裡，他站在碼頭，身後是一大片的水，只見他肩膀寬厚，穿著一件紅色運動背心。我問他喜不喜歡那張照片，但他沒有抬頭看我，只是點了點頭。後來一名護理師問，那些照片裡面的人是否眞的是他，他則是沒好氣地應了一聲「是」。

現在他又回到了醫院。他上個月才剛住過院。患有心臟衰竭的病患一旦開始頻繁住院，就表示他們的狀況轉趨惡化。這是生命已經走到盡頭的跡象。

我請拉文達坐起來，以便爲他的背部聽診。但我還來不及改口，他爸爸就從椅子上跳了起來。「醫師，他沒辦法坐。」他語帶歉疚地說。

「是，當然。」我一邊說，一邊在心中暗罵自己。我忘了。

我們把他從床上拉了起來。他的肺部不斷傳來劈啪聲。我按壓著他凸出的腹部，而他頸部的靜脈就像稻草般浮凸於皮膚上。末期心臟衰竭的典型症狀包括呼吸急促、疲勞、噁心，以及心理倦怠。拉文達全部都符合。

我放下聽診器，從擔架床邊退開。他父母盯著我看。「別讓他死。」他媽媽悄聲說道，彷彿感應到我的心思，「我們還沒準備好要和他道別。」

我請拉文達的爸爸到病房外說話。在走廊上，我們面對面站著。他蓄著修剪整齊的鬍鬚，由於他父親還兼職擔任印度教祭司，因此額頭上留有紅色粉末的痕跡。

「他的心臟越來越衰弱了。」我說，不太確定該怎麼開口。

「會越來越衰弱，直到停止跳動嗎？」他問。我點點頭，沒有力氣導正他的誤解。我對他的絕望感同身受，我同樣有個兒子。

我記得他對我提過拉文達生病的過程。「他以前常常會扯頭髮，咬自己的衣服。學校老師說他不太對勁。」他父親如此回憶。他們帶拉文達去看小兒科醫師，醫師驗了血。「我不知道醫師把血送到哪裡去了。接著，我們又去了七個地方，又抽了七次血，然後他們就說這孩子得了這種病，還說他最後必須坐輪椅。我們不相信，可是他們說的完全沒錯。他們當初說的，我們今天都看到了。他們唯一說錯的，就是他們說拉文達只會活十五年，可是他活了二十五年。」

這時候，在兒子命在旦夕的情況下，站在病房外的他對我提出了我最害怕的問題：「醫師，你可以給他一顆新的心臟嗎？」

*

許多疾病都有著共同的末路。對心臟疾病而言，這條末路就是心臟衰竭。在最常見的情況裡，心臟因損傷（心臟病發、化學藥物或病毒造成的損傷）導致收縮減弱，血流與血壓也因此隨之下降。但由於血壓決定了重要維生器官的氧氣供給，因此身體會竭盡全力提高血壓，例如分泌荷爾蒙，以促使心臟加速跳動；腎臟也會保留水分以增加血量（血壓也因此提高）。不過，荷爾蒙只是暫時性的手段。心輸出量與血壓的確可以回復到正常的程度，但付出的代價極為龐大。隨著液體積聚且滲入組織，身體因此出現水腫；在病患越來越衰弱，也越來越營養不良的同時，蛋白質濃度隨之下降，導致靜脈裡的液體更加減少。不久之後，無孔不入的水會充斥於腿部、腹部與肺部的軟組織裡。法國作家巴爾札克就患有鬱血性心衰竭。他的好友雨果指出，巴爾札克的腿看起來像是「鹹豬油」。他的雙腿極度水腫，醫師以金屬管刺穿緊繃充血的皮膚為他引流，結果造成壞疽，反倒成了他的死因。

雖然我們可以說，罹患心臟衰竭的病患常常是被自己的體液淹死，但他們的腎臟卻誤以為低血量是血流不足造成的結果，所以繼續限制排水。越是以利尿劑排除水分，身體就越會分泌滯留體液的荷爾蒙，使得治療反造成傷害。心臟衰竭病患中，有半數會在確診的五年內死亡。像拉文達這種最嚴重的病例，確診後平均只能再活幾個月而已。

末期心臟衰竭的決定性治療是心臟移植。這個領域在過去幾十年來已有快速進展。今天，心臟移植第一年的存活率約為八五％，比起單純接受藥物治療的病患高出將近四倍。

人工心臟的嘗試

不過，在還不算太久之前的一九六〇年代初期，心臟移植似乎仍是白日夢一樁。器官排斥與足以威脅性命的感染都是令人卻步的風險。不過，到了一九六〇年代後半，動物研究為人類移植指出了方向。

搶著想做第一起人類心臟移植的競爭者主要只有兩位：南非開普敦格羅特舒爾醫院的巴納德醫師，以及史丹佛大學的諾曼·沙姆維（Norman Shumway）醫師這兩人。這兩位外科醫師都曾在明尼蘇達大學的李拉海手下擔任住院醫師。就許多記述來看，他們兩人的關係相當糟糕：沙姆維對巴納德愛現、野心勃勃和不惜便宜行事的傾向表示鄙夷；巴納德則是厭惡沙姆維將他視為出身貧寒且來自無賴國家的外國人。不過，他們倒是共同享有那些了不起的外科導師所給予的鼓勵，並在職業生涯中一再受到他們的引導。

在明尼蘇達大學外科主任文根斯坦的安排下，一九五八年，巴納德在開普敦獲得了他的第一部心肺機。當時的南非仍處於種族隔離時期，而在巴納德利用那部心肺機進行南非第一起開心手術前，李拉海寫信鼓勵自己的門生，並在信中描述他認為巴納德應該先嘗試的那種手術：「簡單俐落，不要太複雜，不要太炫技，我對你有完全的信心。」

但巴納德面對的是重大挑戰。一九六〇年代，美國（尤其是史丹佛大學）是心臟移植的中心；另一方面，沙姆維擁有的動物移植經驗遠比巴納德更多，因為他協助開創了這種做法。一九五九年，他與史丹佛大學的住院醫師羅爾（Richard Lower）進行了首次的犬隻心臟移植。接受移植的那條狗活了八天，證明器官確實能從一頭動物移植到另一頭動物身上並繼續運作。到了一九六七年，沙姆維醫師的實驗狗中，約有三分之二能存活一年以上。一九六七年底，他在《美國醫學會期刊》的一場訪談中宣布，自己打算在史丹佛大學展開一場臨床試驗，進行首次人類心臟移植。「儘管動物研究應該、而且也會繼續下去，但我們已經來到了臨床應用的開端。」他說。在那時候，沙姆維已為將近三百條狗移植心臟，但巴納德只移植五十條左右。

不過，在找尋人類捐贈者方面，沙姆維則是處於劣勢。當時的美國法律規定，如果腦死病患的心臟還在跳動，就不得摘取他們的器官，必須等到心臟完全停止跳動㊳。另一方面，巴納德面對的南非法律則是比較寬鬆，而且他當初就以先見之明倡議了相關的立法，也就是允許神經外科醫師宣告對光線或疼痛沒有反應的病患死亡，這般標準遠比美國低了許多㊴。根據南非的標準，只要獲得家屬同意，移植團隊即可在器官仍充滿血液的時候摘取，當然，包括心臟在內。

那是一場勢均力敵的競賽，但巴納德在一九六七年十二月三日首先衝過終點線，比沙姆維早了三十四天。他的第一名病患是位五十五歲的雜貨商瓦胥坎斯基，他要移植的心臟來自一名過街時遭汽車撞擊而導致腦部損傷的年輕女子。瓦胥坎斯基在手術後存活了十八天，因為抗器官排斥的藥物削弱了免疫系統，最後死於肺部感染。沙姆維則只能以自己進行了「美國第一起」成人心臟移植手術為足，時間在一個月後的一九六八年一月六日。他的病患是一名五十四歲的鋼鐵工人，在手術後存活了兩個星期，然後死於沙姆維所謂「眾多錯綜複雜的併發症」，包括消化道出血與敗血症。

今天，隨著抗排斥藥物的發展，心臟移植的長期預後非常良好。存活時間中位數可能超過十二年（對於安然度過第一年的病患而言，存活時間中位數則是十四年）。不過，這樣的成功卻是好壞參半。雖然有許多性命獲得挽救，卻有更多病患在等待可用器官的過程中去世。在美國，每年只有約三千人可進行心臟移植，但等候名單上的病患卻有四千人左右；而凡是有一個可用的器官出現，能因移植獲益的人選更可能是四千人的十倍之多。

雖有提高器官捐贈意識的公共宣傳運動，但多年來，可供移植的器官數量一直沒有太大變化（部分原因是強制繫安全帶及騎機車戴安全帽的法律，促成了車禍死亡人數的減少）。因此，對美國約二十五萬名末期心臟衰竭病患來說，心臟移植絕對不會是他們尋求的解答。如同范德堡大學心臟科醫師史蒂芬森（Lynne Warner Stevenson）所言：「仰賴移植治療心臟衰竭，就像是想靠樂透消除貧窮。」

於是，以現成的機械裝置取代人類心臟，成爲過去半個世紀以來心臟科（及心臟外

---

38 當時其他國家也是如此。一九六八年，一名日本外科醫師被控謀殺，原因就是他取下了一名病患仍在跳動的心臟以進行移植。經過六年的訴訟，該事件以撤告收場，但心臟移植卻在日本遭到法律禁止（實際上，就連「心臟移植」一詞也成了禁忌）直到一九九七年，才因為腦死獲得正式承認而解禁。

39 直到一九八一年，美國總統特別召集的委員會針對這項議題發表一份指標性報告後，美國才廣泛接受以「腦死」做為死亡的法律定義。

科）醫師的遠大抱負。乍看之下，他們面對的障礙似乎難以克服：血液只要遇到塑膠或金屬就會立刻凝結，如果沒有足夠的抗凝血劑，人工心臟就有可能將血塊排到血管裡，進而阻塞動脈，導致中風及其他傷害。人工心臟也絕對不能停止輸送血液——就算暫時也不行，如果沒有內部電池可以驅動裝置，就必須拉電線裝在體內，但這樣卻會造成感染的風險。此外，直到一九六〇年代晚期，還沒有任何安裝在體內並直接接觸血流的機械裝置，所以這麼做會有什麼後果，完全無法預測。因此，即便只是在一個世代前，打造一顆人工心臟仍顯得異想天開。儘管如此，還是有些人勇於嘗試。

荷蘭醫師寇夫（Willem Kolff）是最早成功的一位。他發明了人工腎臟後，接著又挑戰這個更重要的維生器官。一九五七年，他在克里夫蘭醫學中心首次以人工心臟取代一隻動物的心臟。寇夫的人工心臟是在塑膠製心室裡放了兩個像氣球一樣的囊袋，用來裝填血液。加壓空氣灌入心室後，就會壓縮氣球，把血液排出，就像跳動的心臟。寇夫的實驗對象是一條狗，結果那條狗存活了九十分鐘左右。

幾年後，在一九六三年的一場國會聽證會上，德貝基（Michael DeBakey）這位在休士頓貝勒醫學院任職的著名外科醫師，呼籲聯邦政府提供資金支持像寇夫這樣的研究。他對國會議員表示，「以人工（裝置）完全取代心臟是有可能的，已知接受這種實驗的動物能存活達三十六個小時之久。」德貝基也預測，只要有資金支持更多的研究，尤其是生物工程學方面的研究，這種構想就有可能「完全實現」。

可惜德貝基的呼籲毫無效果，原因是美國的心血管研究在先前的十年間已經帶來了一連串足以延長壽命的創新，包括心肺機、植入式心律調節器，還有體外去顫器與植入式去顫器。儘管有這些進展，心臟疾病卻仍是美國的頭號殺手。時任聯邦衆議院撥款委員會衛生小組委員會主席，同時也是心臟病患的國會議員佛格堤（John Fogarty，一九六七年死於心臟病發）後來批評，美國既然能花費數百萬美元把人送上月球，爲什麼不能多投注一些資金幫助地球上這些命在旦夕的美國民衆？

美國衛生研究院於是依據一個臨時委員會的建議，在一九六四年「懷著急切性」開始推動人工心臟計畫，目標是在六〇年代結束前，把一顆人工心臟植入人體。

一九六九年四月四日，就在六〇年代要結束前，德貝基的對手，任職於休士頓聖路加聖公會醫院的庫利（Denton Cooley）醫師植入了第一顆人工心臟。那顆心臟由聚酯纖維與塑膠製成，受壓縮空氣驅動；而獲得植入那顆心臟的病患名叫卡普，是位住在伊利諾州、罹患末期心臟衰竭的四十七歲男子。由於那顆心臟的用途只是要提供短短幾天的支持，因此在植入手術完成後，立刻開始找尋眞正的心臟。三天後，在波士頓發現了一個相容的器官。捐贈者被送上一架包機，上頭還載著一組來自休士頓的完整醫療團隊。不過，飛機在飛回休士頓的途中發生液壓系統失常，導致飛行員不得不緊急降落，並派出另一架噴射機接手。不過，等到捐贈者終於抵達休士頓後，發現他的心臟已經受損。前往醫院的途中，捐贈者的心臟又發生纖維性顫動，必須用電擊與胸部按摩以保持跳動。移植手術雖然成功，但卡普卻在術後三十二個小時死亡。

儘管聯邦政府已在近十年內投注了四千萬美元，許多人卻都認爲庫利的嘗試操之過急。必須有更多的研究，才能設計出不會凝血的表面，並研發出體內發電機，這樣病患就不需要連接體外電源。在一九七〇年代，人工心臟的設計獲得許多改進，包括改變這種人造器官的形狀，以及發展出較能與血液相容的材質。一九八一年，庫利又試了一次。這一次，人工心臟發揮了三十九個小時的作用，但病患同樣在接受心臟移植後不久死亡。

庫利的那兩顆人工心臟都只是當做過渡性治療手段，是移植心臟前的暫時處置，而不是長期的替代品。但事實上，許多末期心臟衰竭病患往往因爲年紀太大或其他並存的疾病不符合移植資格。這類病患需要恆久性的支持或「終極治療」，他們需要的銜接橋梁或許不是該通往心臟移植，而是人生的終點。

在庫利植入第二顆人工心臟的一年後，恆久性機械支持的概念有了實際測試的機會。一位名叫巴尼．克拉克的退休牙醫被人推進猶他大學醫學中心的一間手術室，原因是六十一歲的他患有由病毒感染引起的末期心臟衰竭。他原本排定在一九八二年十二月二日上午進行手術（正好幾乎在巴納德從事首次心臟移植的十五年後）但他的狀況卻在十二月一日夜裡的一場暴風雪當中急速惡化，於是他的醫師決定直接爲他植入全世界第一顆恆久性人工心臟。等到這場歷時七小時的手術結束後，則引發了另一種不同的風暴。

根據各方陳述，克拉克在十一月底住院的時候，人生幾乎已走到了盡頭。過去幾個月來，他一直深受無可忍受的呼吸急促、噁心與疲勞所苦。在感恩節那天，在西雅圖的家裡，他必須由家人抱到餐桌旁，卻無法進食。在鹽湖城的加護病房裡，他被送進一間暗室裡，並且限制訪客，原因是醫師擔心任何刺激都可能引發心室纖維性顫動。首席外科醫師狄夫瑞（William DeVries）確信，「他看來只能再活幾個小時到幾天」。

由於克拉克的年紀，再加上他患有嚴重肺氣腫，因此不符合心臟移植資格。他的醫師提出人工心臟這個選項後，克拉克造訪了猶他大學的一間實驗室，觀看由「賈維克七型（Jarvik-7）」人工心臟維生達數月之久的小牛。賈維克七型人工心臟是由在寇夫的實驗室裡工作的一名工程師羅伯．賈維克（Robert Jarvik）所研發的。一九五七年，寇夫在克里夫蘭醫學中心首度將人工心臟植入一條狗的體內，後來又把他的研究工作搬到了鹽湖城。

賈維克七型人工心臟雖是以賈維克的姓氏命名（原因是寇夫相當慷慨，爲人工心臟命名的時候，都採用研發了最新款式的實驗室同事姓名），卻仰賴了寇夫在一九五〇年代所提出的許多原創設計。這顆利用鋁和塑膠製成的心臟擁有兩個分開的心室，以聚酯纖維封套連接於患者原本的心房與大血管，並以一部約一百八十公斤重的空氣壓縮機驅動。這樣的景象想必令克拉克頗感疑慮，因爲他對醫師說，他寧可採用藥物治療賭賭自己的運氣。不過，日趨惡化的心臟衰竭現象迫使他不得不重新考慮，於是十二月二日清晨，克拉克被人從手術室裡推了出來，只見他胸前有幾根塑膠管連接於一部和冰箱差不多大的機器。他雖然活得好好的，但心電圖卻是一條直線。他原本的心臟已經從體內切除了。賈維克七型人工心臟發揮了作用。

狄夫瑞與他的同事完全沒料到，世人對他們的實驗會產生高度興趣。當時的我雖然才十三歲，但至今還記得新聞報導的畫面。成群記者與電視臺人員湧入那所醫學中心，追問克拉克的狀況，甚至還偷偷溜進加護病房查看他的情形。醫院的自助餐廳變成了記

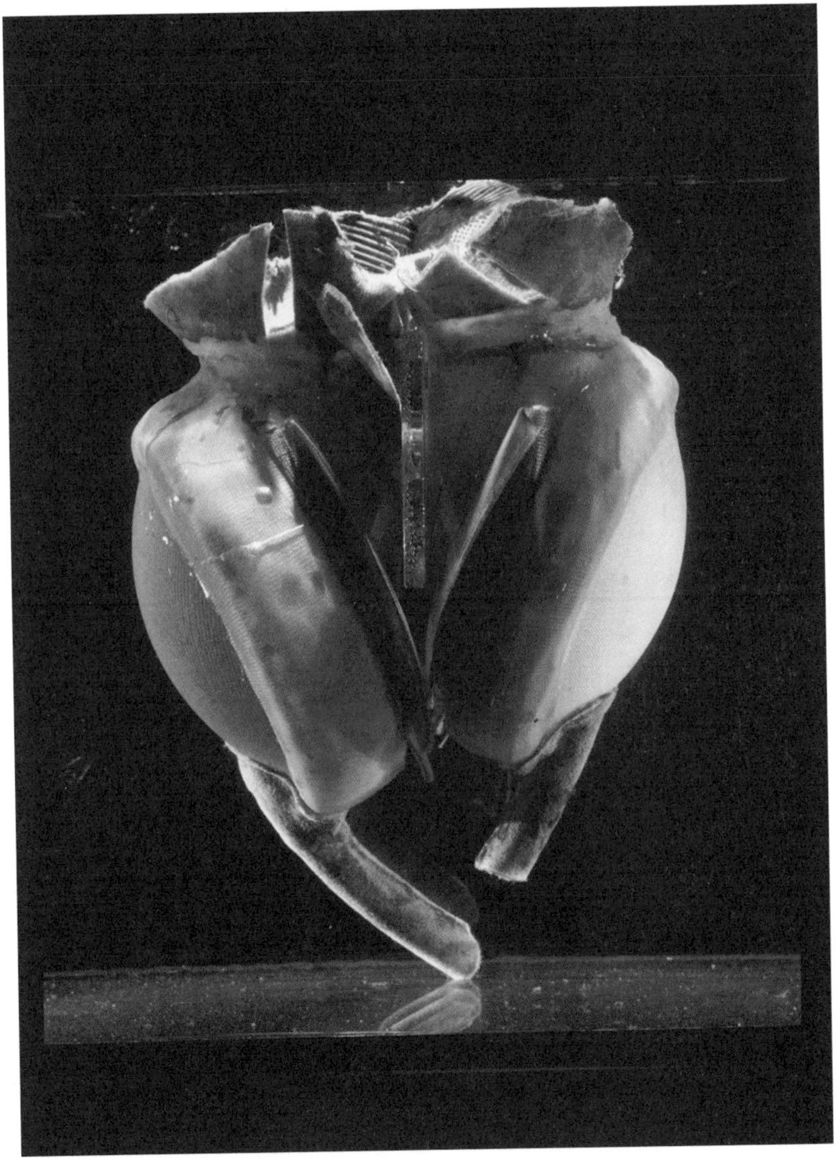

第一具全人工心臟（Dr. Denton Cooley贈，Division of Medicine and Science, National Museum of American History, Smithsonian Institution。經許可翻印）

者俱樂部，醫院發言人每天必須舉行兩次簡報。克拉克的個人奮鬥隨即成了大衆奇觀。

雖然他在手術後三個小時睜開了眼睛，還移動了四肢，但之後的情形卻不太順利。第三天，他因爲胸壁出現氣泡而接受探查手術；第六天，他出現全身性癲癇，陷入昏迷；第十三天，他的人工二尖瓣故障，必須回到手術室更換左心室。接著又出現了許多併發症，包括必須接受氣切手術以緩和呼吸衰竭，還有腎臟衰竭、肺炎，以及敗血症。第九十二天，狄夫瑞在一場錄影訪談中探問克拉克：「巴尼，這段時間很辛苦，對不對？」克拉克回答：「沒錯，眞的很辛苦，可是心臟跳動得很順利。」那顆心臟持續不斷跳動，直到手術後第一百一十二天，克拉克因爲多重器官衰竭死亡爲止。

克拉克的賈維克七型人工心臟成了醫學界的史普尼克衛星（第一顆進入行星軌道的人造衛星）。在此之前，從來沒有一項醫學創新引發如此激烈的辯論，甚至是全國性的反省。雖然有些醫師認爲，這項花費了二十年時間和兩億美元資金的實驗是項成就，但大多數人卻都對他們目睹的景象深感困擾。有些人對於用金屬與塑膠製成的機器取代人類的心臟深表反感。在他們眼中，心臟仍帶有特殊的靈性與情感意義，不可能由人工裝置取代。例如克拉克的妻子烏娜．羅伊擔心他換了人工心臟後，可能會無法繼續愛她，就是這種觀點的表現。

另外，儘管事前就已經列出各種可能的併發症以及種種不樂觀的預後，而且克拉克在兩個時間點分別簽了兩份共十一頁，並以雙倍行距列印的同意書，中間相隔二十四小時，好讓他有時間改變主意。但還是有些人認爲，醫師並沒有充分告知克拉克關於人工心臟的風險。必須要說的是，這些顧慮似乎忽略了一項事實，也就是克拉克把參與這項手術視爲一種人道任務。他在死前三個星期這麼說：「我很高興能夠幫助別人，希望你們學到了一些東西。」另外還有一些人則是對克拉克在手術後完全沒離開醫院感到不安。他們說，克拉克雖然又活了將近四個月，但他在那段期間有「人生」可言嗎？

克拉克死後，出現了一段大衆對於人工器官幻滅的時期。《紐約時報》稱人工心臟研究爲「吸血鬼」，吸走了其他更有價值的計畫所需要的資金。在克拉克之後，又有四名病患接受植入賈維克七型人工心臟，做爲恆久性的心臟替代品。其中三人在美國，一人在瑞典；其中存活最久的病患是男性，活了六百二十天，而且大部分時間是在醫院外度過，後來則因爲中風及感染死亡。

一九八五年，又有三款新的人工心臟推出，包括賈維克七－七〇型人工心臟，體積比前一代小，而且是由液體驅動，不是高壓空氣，所以不需要用大管子從體內通到體外。如同工程師賈維克所說的，這項設計「來自於一項理解，亦即知道人都想要正常的生活，單純活著並不足夠」。可惜併發症非常嚴重，大多數的病患都在植入人工心臟之後不到幾個月即告死亡。到了八〇年代末期，人工心臟已回歸到幾乎完全做爲心臟移植前的暫代方案。一九九〇年，食品藥物管理局宣布暫時中止使用賈維克七型人工心臟。

相關研究雖然開始聚焦於輔助原生心臟的小型新式裝置，但全人工心臟的研發工作仍持續進行。二〇〇一年七月二日，在肯塔基州路易維爾的猶太醫院，一名五十八歲的男子植入了第一顆完全自給自足，且不需要連接電源線的人工心臟。這具液壓驅動的裝置由鈦金屬與聚氨酯（PU，也就是滑板輪子所使用的材質）製成，大小和一顆葡萄柚相當，而且電池可以透過完整無缺的皮膚充電，因此不需要外部電源。那名病患活了五個月，後來才因中風死亡。

讓你活命，卻不再有心跳

人工心臟的研究仍在持續。目前有近一百名病患植入「卡威（CardioWest）」這種最新款的人工心臟。目前植入時間最久的紀錄保持者是一名義大利病患，在存活一三三三天後，終於等到了器官、成功地進行心臟移植。儘管如此，還是有不少龐大的阻礙，包括感染、出血、凝血，以及中風。最新的裝置能形成連續式的血流，因此病患在手術後不會再有脈搏。

比起模仿原生心臟而採取壓縮輸出血液的裝置，連續式血流裝置的構造較簡單，不需要瓣膜，可動零件也比較少，損耗程度也因此較低。這種裝置當然還是會輸送血液，但血流是連續性而非間歇性的。令人難以置信的是，我們現在已經知道，人類可以在沒有搏動式血流的情況下長久存活。不過連續式血流的心臟也有它自己的問題。這種裝置產生的剪力（使物體產生平面旋轉變形的力量）會破壞血球，也可能讓血液裡的凝血蛋白被剝離出來。由於不明原因，這種裝置會導致腸胃道長出容易破裂的微小血管，因此病患經常有內出血的情形。此外，這種裝置也可能導致動脈壁退化與結痂。連續式血流與人類這種搏動式生物的演化方式是完全相反的。連續式血流雖然能讓我們保持活命，卻會以獨特且無可預測的方式改變我們的生理結構。

不久前，我前往位於芝加哥城外的倡導基督醫學中心參觀心臟胸腔外科病房。我的導覽員是一位年過六十的印度裔心臟科醫師，她先前在肯塔基州路易維爾推動了美國一項頂尖的人工心臟計畫，然後才轉調到倡導基督醫學中心。她帶我參觀了這處共有二十五張床的病房，在這裡住院的病患能獲得各式各樣的心臟輔助裝置，包括氣球幫浦、心室輔助器乃至於心臟移植。我問她對於全人工心臟的前景有什麼看法，她小心翼翼地說：「這是個還在發展中的領域，但併發症實在很令人不安。」她說自己有一名病人患有頑固性心律不整，後來植入了人工心臟。不過，卻為他帶來極大的痛苦，導致家屬在病人死後隨即對醫院與醫師提告。

我們走過一名使用呼吸器與透析機的病患身邊；她因為嚴重的心肌梗塞發作，現在心臟兩側都要靠心室輔助器。擺在她周圍的好幾部儀器看起來就像一群動物。那位心臟科醫師對我說：「經過這麼多年的研究後，我認為我們為大多數病患所能採取的最佳做法，就是提供藥物治療。當然，急性發作的病患需要使用機械裝置，可是對大多數的病患而言，這種技術目前還是有太多問題。」

當今為心臟衰竭病患提供機械輔助的典型裝置不是人工心臟，而是左心室輔助器。將其植入於心臟，直接從左心室抽出血液，再輸入主動脈，基本上是繞過衰竭的心臟。左心室輔助器獲得食品藥物管理局核准為恆久性與銜接性治療手段，現在已成了末期心臟衰竭病患的救命選項。在二〇〇六至二〇一三年間，共有一萬名以上病患裝設了左心室輔助器做為心臟的輔助裝置，包括前副總統錢尼在內。可惜的是，對於兩側心室都嚴重衰竭的病患而言，左心室輔助器仍不是可行的選項。像巴尼．克拉克這樣的病患，恆久性人工心臟或許還是最有希望的一條路。目前來說，人工心臟仍是個夢想，但和一九八二年那名性情溫和的西雅圖牙醫巴尼決定率先接受植入人工心臟的時候相比，這個夢想已不再全然只是白日夢。

*

看著拉文達的父親，我很難告訴他，我已無能爲力，而且不論是植入人工心臟或移植他人的心臟，他的兒子都不符資格，因爲這兩種做法對他的預後狀況都不會有所改善。不過，我相信他早就知道了這一點。「我太太覺得重要的事情，對我來說不是那麼重要。」他說。

「你覺得重要的是什麼？」我問。

「他的那些痛苦。」他的嘴唇顫抖了一下，然後又再度繃緊了臉部肌肉。「我不想讓他繼續受苦，他吃的苦已經夠多了。」

不幸的是，後續又出現了更多的痛苦。接下來幾天，拉文達的腿部出現劇烈疼痛。

我不確定是什麼原因（可能是肌肉血流不足）但我無法任由他身處於那樣的痛苦之中。我為他注射嗎啡點滴，讓他昏昏欲睡，並盡可能讓他舒服一點。他的父親簽署了一份拒絕心肺復甦術的同意書。簽署這份同意書，並不表示我們不會竭盡全力幫助拉文達，而是到了最後，我們會讓他安詳離開。他的父親明白這一點。他已準備好要讓這場苦難結束，不論是對他自己或他兒子而言，都是如此。

在嗎啡的影響下，拉文達時睡時醒。他會沉睡一段時間，然後突然驚慌地睜開眼睛，接著又閉上眼睛再度睡著。有時候，他會出現「瀕死」呼吸，也就是先是吸一大口氣，接著出現呼吸中止，是一種經常預示了死亡的呼吸型態。他的肺部發出深沉的喉音，聲響有如霧笛，原因是他的肺部已經積滿了液體。他有時會痛苦地扭動身體，嘴巴冒出白沫，緊咬著牙根，緊皺眉頭。另外有些時候則是會高聲大叫：「媽，救我，媽！」他的母親日夜不停地為他按摩雙腿，一邊喃喃祈禱，一邊落淚哭泣。不論是以醫師還是人父的角度，我都覺得這是一幕令人不忍卒睹的景象。

他在某天上午去世，在我巡房之前。我趕到樓上的時候，只見他的病房門關著，但我還聽得見房內傳來的騷動聲。一名護理師主動提議陪我進房，但我對她說沒有必要。身為心臟衰竭專科醫師，我目睹過的死亡早已不勝枚舉。以前，目睹死者家屬的悲痛令我難以忍受，現在我的心腸已隨著歷練堅硬了不少，早已不比昔日了。

床邊有一張帶有抽屜的木桌，病房彼端可以見到深灰色的窗簾垂掛在俯瞰著停車場的窗戶兩旁。拉文達的母親不斷親吻著他的臉，口中不斷吐出的話語幾乎像是機器人發出的聲音般，只見她的哀傷不斷以越來越激烈的情緒湧現出來。「沒了，沒了，我的兒子走了！喔，天父啊，我心愛的兒子已經沒了！」

一名坐在花卉圖案沙發上的親戚試著安慰她：「妹妹，他受太多苦了。這是上帝的選擇。他以後會換個好的身體回到人間來。」

拉文達的父親走過來擁抱了我。這時雖然是春天，他卻穿著一件大衣。「她會冷靜下來的。」他悄聲說著，這句話是指他的太太。「她也看到這孩子吃了多少苦。」

「喔，我的兒子一直受到懲罰，一直受到懲罰！」拉文達的母親嚎哭著，「他說：『媽，我快死了，我快死了，我沒辦法呼吸！』我請上帝放過他，就算他只有一半的健康也沒關係。可是上帝連這樣的請求也不肯成全我。」

我在這個時刻幫不上什麼忙，於是我說「我晚一點再過來」，退出了門外。拉文達的父親跟著我走了出來。在走廊上，他問我接下來有哪些程序。

我向他說明，死者的遺體會被送到太平間，然後殯儀館會打電話來安排運送事宜。

談論著這些後續安排時，他的情緒看起來還很平靜。接著，他的手機響了，他接起電話：「喂……是，我兒子走了。」終於，他的情緒也跟著潰堤。

第三部

心之謎

心律不整不僅會受到心理創傷引發，
也可能會導致心理創傷；
然後，這種壓力又可能回頭影響心臟，
造成惡性循環。

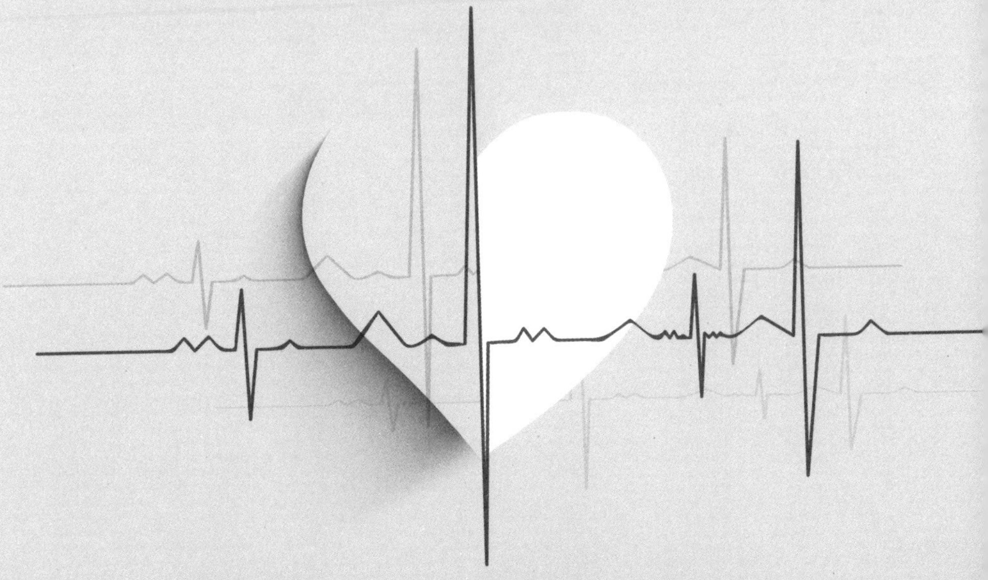

第12章

脆弱的心

心臟如果受到影響，就會對大腦造成反應；大腦的狀態也一樣會……對心臟造成反應；所以，在任何的興奮刺激之下，這兩個體內最重要的器官之間，都會有許多的活躍與反應。

——達爾文，《人類和動物的表情》（一八七二）

在九一一事件中獲救的女子

停屍間設在布克兄弟（Brooks Brothers）服飾店裡。我站在教堂街與德伊街的交叉口，就在世貿中心的瓦礫堆旁，突然聽到一名警察高喊，說自由廣場一號（One Liberty Plaza）

裡的男士服裝專賣店需要醫師。他說那裡的屍體越來越多，而瓦礫堆彼端的另一座臨時停屍間又在剛剛關閉了。我自告奮勇，跟著他走在滿布殘骸的街道上。

那是九一一事件發生的隔天。煙霧與塑膠燃燒發出的惡臭比前一天還要濃厚。街道上滿是泥濘，而且我笨到穿涼鞋來這裡，所以襪子都沾滿了爛泥巴。

我抵達了那幢大樓。在大廳裡，疲憊的消防員與他們的德國牧羊犬顧不得滿地的碎玻璃，直接坐在地板上。一名士兵站在那家店的入口，一群警察在一旁徘徊。「除了醫師以外，其他人都不准進入停屍間。」帶著我過來的那名警察高喊道。

我勉強自己鑽過深色布簾走了進去。自從在聖路易的解剖實驗室度過那些燠熱日子之後，我只要看到屍體，就會忍不住感到噁心。在離我較近的角落裡，有一小群醫師與護理師，他們身邊放著一張空的塑膠擔架。那群人後方有一張木桌，一名護理師和兩名醫學生面色凝重地坐在桌上，看起來像是某種死亡法庭。牆上的置物櫃裡放著一件件摺疊整齊的布克兄弟襯衫。那些襯衫雖然都被髒汙覆蓋，但還是看得出紅色、橘色與黃色的布料。在遠處的角落裡，在一扇看起來像是被炸開的門邊，則堆著一疊全新的橘色屍袋，約有二十個左右，旁邊有士兵站著守衛。在店裡的試衣間內，還有一疊疊尚未使用的屍袋。

那群人正在討論處理屍體的準則。一名年輕的女醫師說，她認爲任何人都不該簽署任何表格，以免有人以爲他們確認過屍袋的內容，但他們其實沒有資格這麼做。「那是驗屍官的工作。」她說。另一個人則問：「是不是每個屍塊都必須分別用屍袋裝起來？」但沒有人能回答這個問題。帶領那群人的是一名五十多歲的男子。我看了一眼他胸口的名牌，上面印著「PGY-3」的字樣，表示他是第三年的住院醫師，所以我可能是現場最資深的醫師，而這個念頭讓我深感不安：我當上心臟科研究醫師才幾個月而已。

這時，幾個國民兵把一個屍袋抬了進來，放在擔架上。那名女醫師拉開拉鏈，檢視了袋裡的內容。「我的老天爺。」她驚呼一聲，隨即把頭轉開。屍袋裡裝著一條左腿和部分骨盆，還有連在骨盆上的陰莖。那條腿本身看起來幾乎完全沒有受傷，但殘存的骨盆則呈現出牛肉般的紅色，上頭還垂掛著破裂的腸子。一只長褲口袋遮蓋了骨盆的一部分，裡面的零錢已被掏空。「這只口袋被放進另一個屍袋裡。」一名員警說，「這具屍體的其他部分已在稍早之前送進來，連同一部手機一起。」

這其實是個好消息。這名死者的速撥名單上如果有家屬的電話號碼，他的身分就能夠很快辨識出來。不過，辨識死者身分不是我的工作，處理屍體才是。

過了五分鐘，屍袋的拉鏈拉了起來。那名年紀較大的男醫師說他已在這裡工作了幾個小時，現在必須離開了；另一名女醫師也說她必須離開一個小時左右。她問我：「你是醫師嗎？」「是。」「太好了，你可以接手。」接著，她開始教我怎麼爲屍塊建檔——基本上，我只要對一名護理師說出每個屍袋裡的內容，再由對方記錄在一張表格上就行了。

我感到一陣迷惘。突然間，我成了這裡做主的負責人，但我不是病理學家，只能臨場應變。我想起那些到非洲擔任實習醫學生的朋友，他們曾對我說起醫療用品匱乏造成的可怕悲劇和深刻的沮喪。不過，我們並不缺乏醫療用品——我們面對的不是第三世界的醫療環境，而是冥界的，完全沒有規則可循。

又一個屍袋被送了進來。裡頭裝著一枚脾臟、一些腸子，以及部分肝臟。查看了屍袋的內容後，我開始感到反胃。我從那些沒有頭的人形模特兒旁邊走過，來到外面煙霧瀰漫的空氣中。

我們的檢傷分類中心設在距離世貿中心廣場只有幾公尺遠的一座消防站裡。從這裡看到的毀壞情形更加嚴重。覆蓋著數公分厚水泥粉塵的汽車殘骸排列在滿布泥濘的街道兩旁，世貿大樓的鋼梁豎立在瓦礫堆上，有如菸灰缸裡的煙蒂。巨大的水管與電線垂掛在建築物外頭。到處都是破碎的窗戶與碎玻璃。地面上四散著紙張與一隻隻鞋子，彷彿人走在路上卻突然消失了一樣。陪我到市區來的心臟超音波部門主任艾布朗森醫師瞪大了眼睛，盯著那片慘況。「我還以為我什麼都見識過了。」他輕聲說。

我們中心備有救護車運來的各種補給品，包括氧氣筒和一箱箱食物；一把拿來當成吊架的雲梯上，掛著一袋袋液體。約二十名醫師與護理師負責掌管不同「部門」：創傷部、燒燙傷部、骨折傷害部。我屬於氣喘與胸痛部門。我們治療吸入濃煙的消防員，爲他們提供氧氣，並以含有阿布帖醇的噴霧協助他們的氣管保持暢通。但除此之外，這裡靜得令人發毛。

我在前一天下午跟著一群貝爾維醫院的醫師前往市區，在途中就做好了遇到大批傷患的心理準備。不過，現場除了救援人員外，空無一人。「傷患都在哪裡？」抵達的時候，我不加思索地脫口問道，還以爲傷患可能聚集在別的地方。

「他們全都死了。」一名同事回答。

現在，在煙霧瀰漫且灰燼仍像下雪般不停飄落的空氣中，我和其他救護人員坐著分享彼此的經驗。一名內科醫師對我說，在第一幢大廈倒塌的時候，他就站在那幢大廈外面。他說：「我跑到一座橋下，巨大的殘骸不斷掉在我身邊。我每踏出一步，就對自己說：『我不敢相信我還沒死，我不敢相信我還沒死。』」接著，他開始聽見奇怪的碰撞聲。一名消防員告訴他，那是人從高樓跳下來的聲音。

我們坐著等待了幾個小時，看看會有什麼事情發生。中午過後不久，有消息傳來，說瓦礫堆裡發現了一名還活著的傷患，是位年輕女子。那個地點升起了一面美國國旗，救援人員已經展開艱辛的挖掘行動，試圖將她救出。到了傍晚，已有約五十名醫師及其他志工排成一條人龍，從街道延伸到堆疊達幾層樓高的瓦礫堆上，把一塊塊石礫接力搬運下來，最後再由兩部配備了巨大抓斗的起重機把那些石礫裝載到卡車上。

我待到了晚上，希望能幫上一些忙。不過，我已經在現場待了將近兩天，離開我滿懷憂心的太太，而且我疲憊不已。當我離開的時候，他們還在挖掘。

在秋天返回工作崗位後，設立在貝爾維醫院外面、第一大道與二十九街交叉口的停屍帳仍不斷飄出屍臭味，持續了數星期之久。以前我都會橫越街道，前往醫院主要大樓參加研討會，但後來就不再走那條路線了。有一天，我聽說在世貿中心倒塌現場獲救的那名傷患，被送進了心律不整部門，而且不是因爲她的斷腿。她在獲救後，不曉得爲什麼開始發生心室性心律不整，導致她一再昏厥。藥物無法抑制她的病況，心理諮商也沒有幫助，因此已在考慮使用外科方法，包括植入式去顫器。到了秋末，她躺在心導管檢查檯上，由貝爾維醫院的電生理專科醫師設法找出她的心臟到底出了什麼問題。

心與腦的雙向連結

心律雖深受情緒狀態的影響，但情緒是怎麼對心臟節律造成干擾的？心理傷害如何擾亂這名年輕女子已持續不斷跳動了十億次的心臟？因創辦「國際防止核戰爭醫師組織」而獲得諾貝爾和平獎的羅恩醫師（與另一位創辦人同獲），從事了探究這類問題的若干重大研究。羅恩在高中時期便對精神病學深感著迷，但進入醫學院之後，隨即對該學科的主觀性本質感到幻滅。不過，在整個職業生涯中，他始終保有對身心互動的根本興趣。

一九六〇年代，身為心臟科醫師的他，決定探究心理壓力是否有可能引發心臟性猝死。在最早的實驗裡，他透過麻醉的老鼠研究心室纖維性顫動。為了讓那些動物發生纖維性顫動，羅恩堵塞了一條冠狀動脈，藉此造成一場小小的心臟病發作。實驗結果顯示，六%的老鼠會因為冠狀動脈堵塞而發生心室纖維性顫動；同時，羅恩發現，在冠狀動脈受到阻塞的同時，如果對主司焦慮的大腦區域施以電刺激，發生纖維性顫動的機率就會增加十倍。羅恩與他的同事後來又發現，他們不需要刺激大腦以引發致命性的心律不整。只要刺激調節血壓與心跳的自主神經，即可獲得大致相同的結果。

不過，羅恩眞正想證明的，是心理壓力本身即有可能引發危險的心律不整。他決定利用小狗研究心室早期收縮——顯示心臟處於興奮而脆弱的狀態，而這些額外的心跳經常是致命性心律不整的前兆，因爲這些心跳有可能出現在心搏週期的易顫期。在心理壓力方面，羅恩讓每條狗經歷兩種不同環境：一是把牠們關在籠子裡，不受干擾；另一種則是用帶子把牠們吊在腳掌剛好碰不到地面的高度，同時，連續三天，每天各接受一次小小的電擊。

當這些小狗再度回到這兩個環境時，羅恩觀察到了非常引人注目的差異：關在籠子裡的小狗顯得正常且放鬆，可是一旦被帶子吊起來，就變得焦躁不安，心跳與血壓也同時提高。這些小狗發生心室早期收縮的機率也大幅增加。即便過了幾個月後，吊帶創傷的記憶仍深深烙印在小狗的腦中，並影響心臟的反應。羅恩在他的著作《搶救心跳》中寫道，這些實驗結果顯示，大家雖然早就知道，心理壓力是冠狀動脈疾病的危險因子，但其實它也會大幅提高惡性心律不整的發生率。

後來，羅恩的團隊在波士頓的布里根醫院與精神科醫師合作，發現突發性心律不整的倖存者在心跳停止前，經常感受到高度心理壓力。在一群爲數一一七人的病患當中，有將近五分之一都在心臟病發前的二十四個小時內遭遇了公然羞辱、婚姻離異、喪失親友或生意失敗等挫折。此外，羅恩與他的同事還證明了阻礙交感神經系統活性的藥物（例如乙型阻斷劑），能保護病患免於這種心律不整；靜坐冥想也具有大致相同的效果。

羅恩的研究首度證實，情緒壓力有可能引發威脅性命的心律不整。這項結論目前在醫學界已經廣獲接受。舉例來說，我們全都同意，那位在世貿中心倒塌現場獲救的年輕女子所罹患的心律不整，因爲受到創傷後壓力而惡化。不過，在九一一事件發生後的幾個月裡，我得知了羅恩的觀察還有一項驚人的結果：心律不整不僅會受到心理創傷引發，也可能會導致心理創傷（或是至少可以說，心律不整的治療會導致心理創傷）；然後，這種壓力又可能回頭影響心臟，造成惡性循環。這意思是，心腦連結是雙向的。

十一月的某個夜裡，在九一一事件的兩個月後，我近距離目睹了這種現象。

救我命者，也使我痛苦

那天，我在紐約大學醫學中心的員工餐廳，認識了蘿蘭．弗勒德這位女士。那是一個下著雨的夜晚，約有二十名植入心臟去顫器的病患，聚集在餐廳裡舉行一場支持團體聚會。蘿蘭第一次心臟病發作是在她兒子的婚禮前夕，八年後的一九九八年六月，她接受了一場歷時一小時的手術，把一個呼叫器大小的去顫器植入左胸的皮膚底下。如同大多數的病患，醫師也跟她說，那具裝置會監控她的心跳，並在心律陷入危險狀態時施予電擊。蘿蘭在那天晚上對我說：「我大大鬆了一口氣。我以前總是擔心：『要是發生了什麼事，我可能就沒命了。』」之後，她的去顫器也的確開始發揮作用。

蘿蘭和她的先生艾爾坐在一起，他們從紐澤西州科洛尼亞開車過來，艾爾在那裡的一家銀行擔任高階主管，蘿蘭則是經營一家旅行社。她是一名身材高眺的七十一歲婦女，舉止高雅，留著一頭經美髮沙龍打理的金黃色頭髮。我問她爲什麼會來參加這場聚會。她回答：「我過得很不好，我每天早上醒來都會對上帝祈禱：『主啊，求求祢，今天不要有電擊。拜託，今天不要有電擊。』」

她植入那個裝置幾星期後，電擊開始了。原因是心律不整，導致去顫器發出電擊。「我會看見一道藍白色的光，這樣我就知道自己要被電了。」她說。這時她會趕快坐下來，感受那具裝置對她的胸部放電。「沒有人跟我說那會是什麼感覺……喔，他們說你會有『一點』感覺，可是從來沒說那種感覺就像是一頭驢子抬起後腿、用盡全力，對著你的胸部踢下去——砰！」

她曾在九天內被電擊了十六次。「我當時坐在沙發上，突然開始遭受電擊。我跟妖怪一樣大聲尖叫，可憐的管家不曉得該怎麼辦，結果她跑上樓幫我拿了一件浴袍和一雙拖鞋，準備到醫院去。但是我說：『我可以穿外出服！』」

她和醫師通電話的時候，又遭受了另一記強烈電擊。「我對疼痛的忍受程度相當高，看牙醫從來不需要麻醉，但這個我實在受不了。」

一天下午，在孫子的幼兒園裡，蘿蘭突然又看見了那道藍白色的光芒。「我覺得那道光芒是在警告我趕快離開教室，以免嚇到孩子。」她回想著。蘿蘭走進廁所，說她感受到一記「輕微的電擊」。後來醫師檢查，卻說她的去顫器並沒有啓動。蘿蘭說：「他們說我感受到的是幻覺電擊❹⓪。可是沒有人能告訴我，說我的感覺確實和去顫器無關。我被電擊的次數已經夠多了，我知道一定有關。」後來醫師調整了蘿蘭的去顫器，降低對心律不整的敏感度，但她還是持續感到緊張，從而提高了未來遭到電擊的可能性。

她不再外出上班，還雇用了一名全職司機；她不再與朋友一同外出，也不再參加教堂的唱詩班，最後更辭去學校董事會的職務。她有百老匯的《獅子王》票券，但都沒去看，因爲她害怕自己會在觀賞表演時遭到電擊。「夏皮洛醫師對我說：『就算在戲演到一半的時候尖叫又怎麼樣？妳就尖叫，然後繼續把剩下的戲看完。』可是我沒辦法。」

蘿蘭很快就對自己曾遭受電擊的場所產生了制約式的恐懼。其中一個地方就是她的淋浴間。她表示：「我有一次因爲被電擊，整個人撞上淋浴間的牆壁。你絕對沒看過有人以那麼快的速度逃出淋浴間。我頭上還有洗髮精，全身都是泡沫，就這麼尖叫著跑進我的臥室，艾爾聽到後也跑了進來。實在很慘。」她開始用她先生的浴缸洗澡。「我甚至不敢看那個淋浴間，你看我有多害怕。後來我下定決心：『蘿蘭，這樣未免太扯了。』有一天，我打開淋浴間的門，開了蓮蓬頭的水，可是我沒辦法進去。我就站在外面看著水一直流。」

蘿蘭的焦躁不安也令家人深感壓力，她甚至認爲丈夫覺得自己頭腦有點不正常。關於這一點，我問了她先生艾爾。艾爾身材高大，有著一頭白髮與氣質高雅的相貌。他字斟句酌地說：「我確實不太容易了解她對那個裝置有多恐慌。」他承認。

在隔壁的一張桌子，穆罕默德．希迪奇這名衣著體面、年近六十的男子靜靜地和妻

---

❹⓪ 有些病患會感受到他們描述為電擊的體驗；不過，檢查裝置之後卻發現沒有發出電擊的紀錄。

子安佳莉坐在一起，等待這場聚會開始。穆罕默德說，他在三年前加入這個支持團體，就在他植入去顫器之後。不過，他直到去年三月才第一次遭到電擊，當時他坐在自己那輛日產轎車的副駕駛座上，開車的人是他太太。「他全身彈了起來，跳到我面前。他看著我的表情很奇怪，害我以為自己開錯了路。」安佳莉說。

那次電擊後，穆罕默德在接下來的十天裡又遭到了兩次電擊，其中一次是在睡夢中。醫師檢查後表示，去顫器對心律不整的情形做出了適當的反應，要穆罕默德不必擔心。不過，他並沒有因此感到安心，而是忍不住一直擔憂什麼時候會再次遭到電擊。原本在一家地產開發公司擔任高階主管的他，後來不再開車，原因是他害怕自己會在路上遭到電擊並因此發生車禍。接著，他開始避免出門，無限期延後了一趟到海外探望家人的旅程。他瘦了五公斤，漸漸覺得自己身體虛弱。他的情形看起來像是典型的創傷後壓力症候群，經常做惡夢，還不斷回想那次電擊。安佳莉說，穆罕默德的心悸在九一一事件發生後有增無減。

我走到自助餐檯前，邀請我參與這場聚會的夏皮洛醫師，正在那裡吃著一串烤雞肉串。他剛完成一場手術，身上還穿著藍色刷手衣。「我看到你已經見過穆罕默德．希迪奇先生了。」他賊笑著說。我把穆罕默德的話告訴他。夏皮洛聳聳肩，似乎不曉得該怎麼回答。「我沒辦法解釋。一次電擊怎麼有辦法讓你虛弱九個月？」他說。

夏皮洛接著說明，這場聚會的目的是要讓人們敞開心胸，交流關於去顫器的種種。在九一一恐怖攻擊事件發生後，病患回報遭到去顫器電擊的次數遠比之前要來得多，可能是心理壓力增加造成的結果——植入去顫器的病患發生心室性心律不整的機率已增加了一倍以上。他說，他的一名病患在反覆受到電擊後，因為內心深感不安而在家裡舉行了一場降靈會，好驅逐「惡靈」。另一人更是直接要求夏皮洛關閉他的去顫器。「他說寧可讓自己的生命結束，也不要再忍受頻繁遭到電擊的痛苦。」夏皮洛提起那個在世貿中心倒塌現場獲救的年輕女子。不管用什麼方式治療，都無法治癒她的心律不整。下一步可能就是要對她的右心室進行複雜的射頻燒灼術。

夏皮洛也對我說，他父親在經歷一連串心臟病發作後，植入了去顫器。手術雖然順利完成，但他父親的心臟卻不曉得因為什麼緣故，陷入了持續不斷的心律不整「電風暴」，三個小時內被電擊了八十五次。他父親深受創傷，有好幾個星期都無法入睡。「可是我一直告訴他，去顫器是好東西，施放電擊只是在發揮它應有的功能而已。」夏皮洛說：「去顫器讓他能看到自己的孫子。」

醫學科技進步的代價

在各種死亡方式裡，因突發性心律不整而過世倒是令人頗感矛盾：一方面，這是最令人求之不得的死法，但同時卻也是最令人害怕的死法。突發性的致命心律不整是全世界心血管疾病死亡的首要肇因。每年都有數百萬人因此喪生，而且大部分的受害者就像我的內外祖父一樣，根本來不及送到醫院。大多數的突發性心律不整致死會令心愛的人深感傷痛，但少數則是會讓人對這種沒有痛苦的生命終結方式心存感激。

不過短短三十年前，一般人面對致死性的突發性心律不整時，幾乎是全然無助。還記得老電影裡的這種場景嗎？生意人突然趴在桌上，同事伸出兩根手指按著他的頸動脈，然後搖搖頭宣告他死了。這類場景中的鏡頭總是以近乎滑稽的冷靜姿態拍攝，彷彿那樣的死亡是命中註定，而這種姿態也反映了社會面對這種死因的無力感。不過，自從米盧斯基發明了植入式去顫器後，情勢已經有了改變。二〇一六年，光是美國就植入了約十六萬部去顫器，跟十年前相比，多了一倍以上。此外，符合植入資格的病患人數也大為增加，包括曾停止心跳後來又活下來的人，或是像我那位熱愛磁鐵的病患傑克那樣，容易遭遇心跳停止的高危險群。

今天，米盧斯基發明的這種裝置已發展得極爲小巧（光是你正在讀的這一頁就能容納九部去顫器），近乎安全無虞，而且非常有效。電池耐用將近十年，還能藉由手術更換。植入去顫器雖然要價不菲，約四萬美元，但如果考慮到去顫器通常能爲病患延長壽命達三年以上，那麼這種手術其實十分划算。

不過，所有的醫學科技都需要付出不同的代價。人工心臟會導致凝血與失能性中風；洗腎能夠拯救性命，但經常造成痛苦，甚至是可能危及性命的感染。至於希望能讓病患安心的植入式去顫器，最大的缺點卻很矛盾的是會造成病患的恐懼。

在那場支持團體聚會的幾個星期前，一名心臟科高級研究醫師和我接到呼叫，趕到一名二十四歲男子的病床邊。他是一位歐洲職籃選手，剛遭到他當天稍早植入的去顫器首度施放電擊。幾天前，他因爲在練習時昏倒，住進了貝爾維醫院；醫師發現他患有遺傳性心臟異常。他的身材高大壯碩，看來強壯無懼，但我們抵達的時候，他卻因痛苦而嗚咽不止，感覺脆弱不已。他的女友想知道去顫器爲什麼會啓動。我和同事利用一部特殊電腦讀取了那部裝置的紀錄，發現去顫器施放了一次「不當」的電擊——也就是說，去顫器以爲病患的心臟發生了纖維性顫動，但實際上並沒有。

我們做了一些調整，並在準備離開的時候，對那名看來飽受驚嚇的病患說：「盡量不要擔心，你要是再受到電擊，那一定是必要的。」女友繼續追問，想知道他是否還能繼續打籃球：如果有人傳球時擊中他的胸部，或他在比賽中心跳加速，去顫器會不會因此發出電擊？我同事回答說不太可能，但也坦承這樣的可能性不是完全沒有。那名病患向我們道謝，然後我們就離開了。不曉得爲什麼，我內心就是知道，他從此以後再也不會踏上球場了。

*

蘿蘭．弗勒德在植入去顫器的幾個月後，首次參加了支持團體聚會。「我心想，聽聽別人的經驗也許會對我有幫助。」她意外地發現，其他病患竟然都適應得相當好：照常上班，照常度假，繼續過著他們的生活。聆聽他們的經歷雖然頗具勵志性，卻也有點令人沮喪，因爲她覺得聚會裡的某些人其實是不願承認自己遭遇的困境。蘿蘭對我說：「有時候，我覺得別人沒有開誠布公。我覺得他們沒有完全誠實說出電擊的感覺到底有多痛苦。我在聚會上認識的一位女士，第一次遭到電擊是在銀行裡。她說：『那沒什麼。』才怪，那才不叫沒什麼。」

支持團體雖然促使蘿蘭下定決心繼續過好自己的生活，但她的焦慮卻沒有消失。不久後，她出現了全面性的恐慌發作，導致心律不整的情況更加惡化。有天晚上，她獨自在家，突然感到一股難以壓抑的恐懼，她害怕自己的去顫器即將施放電擊。她開始冒汗，於是跑去找鄰居，沒想到鄰居家的車道上有盞連接了動作感應器的燈。那盞燈一亮，蘿蘭的情緒也隨之潰堤。「我不停尖叫，無法控制地大哭、敲著門、拉扯自己的頭髮。」她說，「我是需要一切都井然有序的那種人，可是現在我自己就一團混亂。」

如同許多因創傷後壓力症候群所苦的病患，她開始服用安定文，狀況也因此獲得改善。不料某天晚上，當她躺在床上的時候，竟然看見一名身穿黑衣、頭戴黑帽的男人站在床尾。幻覺是罕見的副作用，但她從此便不再服用安定文了。

對於受到植入式去顫器電擊後出現的創傷後壓力症候群，心理學家提出了兩種理論加以解釋。第一種理論是古典制約理論，指的是心理上把先前一項中性的刺激（例如淋浴）和一項惡性刺激（痛苦的電擊）連結在一起，導致這兩種刺激都會引發相同的恐懼反應。如同蘿蘭與支持團體裡的其他患者（可能也包括在世貿中心倖存下來的那名年輕女子），恐懼有可能提高興奮程度，反而造成更多的心律不整與電擊。恐懼具有自我強化的效果。

第二種理論來自對小狗反覆施加電擊的實驗。相較於控制組，動物如果沒有能力管控自己遭受的電擊，身體便會深感疲累，並隨即放棄掙扎，就算獲得避免電擊的機會，也一樣如此。研究人員得出的結論認爲，動物會因此陷入「習得性無助」，就像是第一章所提到里克特的實驗裡，那些被困在水罐裡的大鼠。人類一旦遭受頻繁的電擊，也會產生類似的反應。

要避免這種絕望狀態，關鍵就是要消除「不可預測性」。大鼠如果反覆在無預警的情況下遭到電擊，會因此產生胃潰瘍，也就是高度興奮的跡象。不過，如果給大鼠一個蜂鳴警報器，讓牠預測自己什麼時候會遭到電擊，發生胃潰瘍的情形就會減少許多。此外，大鼠若能藉由按壓操縱桿而避免部分電擊，發生胃潰瘍的情況，又會比遭受相同次數電擊、但無力加以控制的大鼠緩和。如果在按壓操縱桿之後，大鼠能透過某個信號，得知自己成功遏止了電擊，發生胃潰瘍的情形又會再減少。換句話說，可預測性、控制能力，以及對於因應的有效性資訊回饋，全都有助於降低電擊造成的壓力。

藉由這類研究，維克森林大學的研究人員進行了一項實驗，探討如何減輕人們對於突然出現的去顫器電擊產生的驚嚇反應。他們在二十名志願受試者的手臂上施放一五〇伏特的電擊，然後請他們評估疼痛的程度。有些電擊是單獨施放，有些則在施放前先施加微小無痛的「預脈衝」，藉此讓受試者先有心理準備。根據評估結果，受試者認爲添加預脈衝的電擊所造成的疼痛感，低於單獨施放的電擊。在最容易感受到疼痛的受試者身上，預先警示帶來的鎮痛效果也最顯著。

不過，事實證明，對充滿焦慮的病患而言，最有效的做法就是單純減少遭到電擊的次數。重新設定去顫器，降低對心律不整的敏感度，是目前最主要的做法。大多數醫師也會開給病患抗心律不整的藥物，例如胺碘酮（amiodarone）。這種藥物雖然可能造成嚴重的副作用，像是肺部與甲狀腺問題，但大多數心臟科醫師都認爲，只要這種藥物能預防偶爾的不當電擊，以及因此造成的心理連鎖反應，那麼那些副作用就還算可以接受。另一方面，許多病患也會接受臨床心理師治療，那些臨床心理師專精於處理電擊引發的焦慮，並能提供認知行爲療法。許多人（例如蘿蘭）都需要服用抗焦慮或抗憂鬱藥物，但是對於部分病患而言，最好的治療就是單純避免會引發電擊的活動，比如說，有名病患一再於激烈的性行爲中遭到電擊，連他的伴侶都聲稱自己也感受得到。

儘管想方設法爲使用者著想，但去顫器畢竟和其他醫學科技一樣，都不免涉及一項妥協：你願意捨棄什麼，好讓自己能多活一段時間？

歸根結底，我認爲對我外祖父而言，他去世的方式乃是適得其所；他沒有造成家人的負擔，直到人生的最後一刻都還在走路說話，每天早上也都一樣聽著廣播。他絕對不會想在胸腔裡揣著一頭隨時準備踢他一腳的驢子。去顫器也許能讓他多活一、兩年，但他必須拿來交換的，又會是什麼？

當恐懼來襲

在那場聚會後不久，我到紐澤西去探望蘿蘭．弗勒德的狀況。那是十二月一個下著毛毛細雨的寒冷夜晚。她的兩層樓住宅位於科洛尼亞的一處高級住宅區，在一條綠樹成蔭的無尾巷裡。我們坐在客廳，而且她已經預備了一桌豐盛的鮮蝦雞尾酒與水果沙拉。她穿著褐色休閒褲和奶油色毛衣，看起來十分平靜。我聽到樓上傳來柔和的爵士樂聲。

「我在那裡被電過。」她說著，指向一張搖椅，「到現在我還是不敢坐那張椅子。」

她說自己的恐懼雖然已不像先前那樣，嚴重到讓她什麼事都做不了，但還是每天生活中必須角力的對象。她只要一看到身邊出現手機，整個人就會忍不住慌張起來。值得一提的是，害怕手機會導致去顫器失控的擔憂，在病患間相當普遍，不過這只是一種毫無根據的恐懼。

她對我坦承：「有時日子裡，去顫器會一整天都占據我的思考。有時候，我會覺得自己的心臟怦怦跳、翻來倒去的，變得亂七八糟。這讓我覺得很害怕，因爲我不確定這是不是表示我就快要被電擊了。在這種情況下，我難免會忘記自己應該用成熟的心態克服不理性的恐懼。」

恐懼一旦來襲，蘿蘭會利用簡單的技巧轉移思緒。她會哼唱自己小時候學過的歌曲、念誦她年輕時擔任瑜伽老師時所學會的梵文咒語，還會祈禱。

蘿蘭又開始開車了，但她說自己不會開車到離家超過六公里的地方，因爲她的辦公室、購物中心還有她的教堂都在這個範圍內；如果需要到更遠的地方，就由司機載她去。此外，她倒是恢復了每天淋浴的習慣。「但就算是現在，我走進淋浴間的時候，我還是會對自己說：『最好面對這個方向，這樣要是受到電擊，至少不會跌到淋浴間外頭。』」

儘管她努力克服，對電擊的恐懼有時還是會令她勇氣全消。「你要是認識以前的我，就知道我本來是個無憂無慮的樂天派。但現在我變得非常保守，非常謹愼，做什麼事情都怕。」她說。

我在最後問她，安裝去顫器到底值不值得？「值得。」她說。「因爲我覺得這東西可以讓我多活六個月或是一年。」她停頓了一會兒，然後又接著說：「每隔一陣子，我的腦子就會胡思亂想，覺得今天會是我的最後一天。我總是對天主說：『如果我的時間到了，請讓我在睡夢中死去，求求祢。』」

*

幾年前，我終於帶我的孩子到曼哈頓市中心去參觀九一一紀念博物館。在長達十年以上的時間裡，我幾乎避免閱讀一切和九一一事件有關的報導，所以我完全不曉得這座紀念博物館會長什麼樣子。走向主廣場，也就是我當初在布克兄弟服飾店爲屍塊編目的附近，我開始感到一陣噁心、腋下一片汗濕，心跳也開始加速。一群人聚集在觀景牆前方，觀景牆所圍起來的地方，正是南塔原本的矗立之處，現在則是一座由花崗岩打造而成的水池。我再度想起那個在恐怖攻擊的隔日獲救，卻飽受心律不整所苦的年輕女子。我不知道她後來怎麼了。也許她的心律不整終究因爲藥物（或靜坐冥想）而獲得改善，也許她接受了夏皮洛提及的射頻燒灼術，或甚至是以手術切斷調節心臟對情緒壓力反應的交感神經。更有可能的是她植入了去顫器，藉此保護她免於心臟的雜亂螺旋波所威脅……無論如何，我不禁納悶：她是否還活著，是否能來觀看這座博物館？我們在一大群人當中擠出一條路，並讓孩子站到石牆前，這時候，我看到了：水池中心下凹處的黑色岩石，以及一座不斷有水旋繞著往下流的無底深淵。那樣的水流看起來就像心臟迴路現象的螺旋波，也就是心臟死亡的典型跡象。我閉上眼睛，只覺得腦子裡一陣天旋地轉。

第13章

母親的心臟

在某些情況下，死神可能會像夜裡的小偷般，悄悄降臨在血液循環問題已趨近危險界線的人士身上。

——麥克威廉，《英國醫學期刊》（一九二三）

在睡夢中永眠

我媽媽熱愛睡眠。每天面對一個在大學擔任「實驗室全職技工」的老派丈夫，以及三個吵鬧不休的孩子，她只能從睡眠獲得撫慰。不過，她很少能平靜安詳地度過夜晚——她患有從未確診的睡眠障礙。她經常會一面尖叫，一面又踢又打地醒來，有時甚至會從床上跳起來，彷彿遭人追逐，最後跌在我們為了保護她而鋪在地板上的枕頭。只見她心跳加速、呼吸沉重、滿身冷汗。我爸爸總會試著安撫她，但她極少能因此平靜下來，主要是因為她永遠不知道究竟發生了什麼事。

我們帶她去看了一位精神科醫師，醫師問她是不是婚姻生活不快樂（我爸代表她發言，隨即揚棄了這個可能性）。醫師為她開了煩寧和其他鎮定劑，不但導致她昏昏沉沉、什麼事都做不了，對她的狀況也毫無幫助，於是我媽自己停了藥。最後，爸媽只好分房睡，但媽媽仍持續在夜裡一再遭受恐懼驚擾。

我不記得自己曾認為我媽所做的那些惡夢有可能致命，但事後回想起來，在她安裝冠狀動脈支架後，我們當初實在應該對她的狀況多些擔憂。

在一九二三年〈睡夢中的血壓與心臟活動〉這篇影響深遠的論文裡，辨識出心室纖維性顫動為猝死主因的蘇格蘭生理學家麥克威廉寫道，睡眠中會出現血壓、心率和呼吸率急遽升高的情形，呈現出「突然性的發展」，而且往往比跑上一段階梯後的生理變化更來得顯著。麥克威廉在論文裡指出，動物的睡眠有熟睡與睡不安穩這兩種情形。在前一種狀態中，隨著動物放鬆、陷入沉睡，血壓、心率和呼吸率都會下降。相對的，在另一種睡眠狀態中，則是經常會出現強烈的身體表現：呻吟、咬牙切齒、低吼（在小狗身上）與咒罵。這類變化「對心臟提出突然且危險的要求」，因此麥克威廉猜測，儘管身體應當處於休息狀態，但這種情形可能會造成猝死。「對於一顆容易陷入纖維性顫動的心臟來說，清醒時肌肉突如其來的用力與興奮，經常會造成致命後果，而在不安穩的睡眠狀態中，類似的機制有時也會突然且強烈地發生。」

認為激烈的夢境可能會導致心臟性猝死的想法深植於民俗傳說中。舉例來說，泰國有個「寡婦鬼」的傳說，據說她會在夜闌人靜時把男人帶走，因此有些男性在睡覺時會假扮成女人，以保護自己。不過，直到一百年前，才開始有人針對這種現象進行研究。現在我們知道，儘管許多病患表面上看來似乎處於休息狀態，但有一二%的心血管致死與一四%的心肌梗塞可能發生在睡眠期間。

由於交感神經系統活動的劇烈變化可能出現在睡眠的「快速動眼期」，也就是最鮮明夢境出現的時候。快速動眼睡眠可能使腎上腺素大量分泌，擾動動脈粥狀硬化斑，引發凝血，造成冠狀動脈痙攣與心室性心律不整。不過，這些症狀可能會在醒來之後才顯現，因此往往被人誤認為出現在清晨，而不是睡夢中。

特別脆弱的時間是清晨兩點，這時似乎是冠狀動脈事件的高峰；還有清晨四點，這是突發性心律不整病患最常死亡的時間；以及甦醒前的最後一階段快速動眼期，這通常也是動眼最激烈的時刻。在最後一種情況中，呼吸往往會變得快速而紊亂，血壓也有可能大幅上升。惡夢開始不過幾秒鐘，心率就可能從每分鐘五十次增加到一百七十次。我媽很可能就是死於這種狀況。

我母親在二〇〇六年安裝冠狀動脈支架，當時她六十四歲。我經常擔心她會是我們的近親中第一個因心臟病發而性命不保的人。不過，心臟疾病不是她最大的問題。二〇一一年，她的行動在幾個月內逐漸變得遲緩，整個人也彷彿陷在一桶黏稠的油裡，後來確診是帕金森氏症。心寧美這種抗帕金森氏症藥物雖然有助於舒緩肌肉僵硬的情況，但她惡化得很快，變得極為健忘。對她而言，聊天曾是輕而易舉的事，現在卻陷於阻滯。她說起話來結結巴巴，只能噘著嘴，像是在用細小的吸管吸吮濃稠的飲料。帕金森氏症也讓她的血壓下降到危險的程度，使得她經常跌倒。經過一年左右，由於我爸爸也有記憶問題，因此我們逼著他退休，放下北達科他州的遺傳學教授工作搬到長島，以便住得離我和哥哥近一點。我爸媽在二〇一四年八月搬到長島的時候，我媽媽的退化情形已到了令人驚恐的程度。

她幾乎變得毫無自理能力。當我在晚上過去探望他們的時候，常會看到我媽媽坐在餐桌前，報紙四散在周圍的地板上，圍兜上則沾滿掉落的食物。她的急遽衰退無疑讓我爸難以招架，他的性情出現巨大轉變，時常發怒。幫我爸媽搬家的朋友在他們抵達後，把我拉到一旁。「你爸爸必須要有希望。」她說。

「對什麼有希望？」我問。

「相信你媽媽有一天能做到她現在做不到的事情。」

我們希望我媽能留在自己的家裡，這表示我和哥哥姊姊都必須出錢出力；我們也認爲，只要能讓我們的爸媽繼續過著獨立的生活，這樣的代價不算什麼。姊姊從明尼亞波利前來探望他們時，她會幫我媽媽洗澡穿衣；我負責提醒她吃藥並幫忙採買日用品，哥哥則負責處理家務問題。儘管如此，我爸媽的住處仍然跟我爸媽一樣，一直處於混亂失序的狀態。

當然，我們都想再多幫些忙，但我媽對自己的失能深感難堪，也對我們心懷愧疚。一天晚上，我扶著她爬上樓梯到她的臥房。她走得很慢。在最近摔了幾次跤之後，她很怕再次跌倒。不過，儘管她勉力爬著樓梯，手因爲緊抓欄杆而發白，卻還是轉頭對我說：「你照顧我一定很辛苦。」

隨著工作量增加，我們僱用了看護；這不但是爲了媽媽，也是爲了我們自己。但後來發生了幾次財物失竊事件，讓我們意識到自己對看護人員的篩選必須更小心。有名看護偷了一支 iPhone、幾支銀湯匙，還有我媽媽的鑽石耳環。我怒氣沖沖地開車前往看護位於皇后區一處破敗街區的住家，想取回那些物品。她和她的兩個孩子住在一間地下室，水槽裡堆滿沒洗的碗盤，四處爬行的小蟑螂只要一有動靜就會躲回牆上的裂縫裡。孩子們滿臉驚恐地看著我站在一張印度財富女神拉希米（Lakshmi）的大海報前，要求他們的母親歸還我媽媽的耳環；至少，遺失那對耳環讓我媽深感鬱悶。但那名看護堅決否認自己拿了任何東西，我終究還是空手而歸。

我媽媽的病況逐漸惡化。有一次，她跌倒摔斷腳掌，在急診室裡待了半天。她開始會突然瞪大眼睛發呆，對外界的刺激毫無反應，並因此引發我們新一輪的驚慌。我們不只一次帶她到急診室，好確認她不是中風。由於心寧美的副作用，她開始出現幻覺，認為有昆蟲在她的床上爬，或是有人睡在地毯上。她不肯使用床邊的座椅式便桶，我爸只好一再扶她到廁所去，即便是半夜也不例外。至於我們，則是忍不住擔心她會跌倒，導致髖部骨折。

我媽媽還是會做惡夢，但由於帕金森氏症的緣故，她無法再從床上跳起來。最後，她必須要由全天候的看護幫助她從事基本的日常活動，包括洗澡、進食、行走和穿衣。她曾一度對我說：「兒子，你要趁著還年輕，多做些自己想做的事，身體衰退會來得比你以爲的還要快。」

我們添加了更多不一樣的藥物：治療低血壓的富能錠、治療幻覺的思樂康，以及爲了治療其他藥物副作用的藥物，但沒什麼效益，而且我們也不知道如果從一開始就不要調整藥物，會不會反而對我媽比較好。儘管帕金森氏症剝奪了她原本充實的生活，像是撫養成功的子女，並管理一個總是吵鬧不休的家庭，但我媽卻從來沒問過：「爲什麼是我？」倒是我們一直問：「爲什麼是她？」

在每一次更加惡化的衰退後，她總會堅持：「我只要能保持這樣，就不會有什麼問題。」她能隨著自己的狀況調整內心的預期，精神上也就不至於受到太大的打擊。不過，看著她逐漸失能，還是令我們深感難受。有一天，我那個向來務實的哥哥拉吉夫，說他希望我們的媽媽能死得快一點。我們的外祖父就是這樣，剛過完八十三歲生日，就因爲心肌梗塞立刻告別了人世。我記得我媽也曾經感謝上天讓她父親死得又快又沒有痛苦。不過，我痛罵了我哥哥一頓。我還沒準備好要失去媽媽。我希望她活得越久越好。

在她去世的那天上午，拉吉夫從車上打電話通知我。對他來說，在那個時間打電話很不尋常，因爲我正準備要出門上班。於是我立刻就知道出了問題。「媽媽不太好。」他語氣平靜，「我覺得你應該過去一趟。」

我跟他說，我送孩子上學後會立刻過去。

「現在就去。」他說，「我想媽剛剛走了。」

那是個晴朗的四月天。在幾乎無雲的淡藍色天空下，一股涼風徐徐吹著。我飆車奔馳在路上，同時撥了電話給我爸爸。接起電話時，他的聲音聽起來很平靜，但一聽到是我，他便開始啜泣。他什麼都沒辦法對我說，只能叮嚀我小心開車，於是我請他把電話拿給我媽的看護哈溫德小姐。

哈溫德小姐說，她在清晨五點聽到呻吟聲，醒了過來，從她位在房間另一端的摺疊床上喚了我媽媽一聲，但我媽沒有回應。她正準備起來查看我媽的狀況，結果我媽深吸三口氣，然後就沒有動靜了。她猜我媽可能又睡著了，因爲我媽以前也曾經因爲做惡夢而出現這種情形。不過，等到早上準備叫我媽起床的時候，我媽卻沒有反應。沒有呼吸，皮膚也已經變得蒼白而冰冷。「先生，她已經壽終正寢了。」哈溫德小姐說。接著，我聽到我爸高喊著說救護車已經抵達。

我前一天晚上才去看過我媽。她走起路來感覺比往常還要吃力。我問她感覺怎麼樣，她坦承左胸似乎有點緊繃，我於是認定那是她不久前跌倒所造成的。現在，我因爲被擋在一輛校車後方而氣急敗壞，這才想到她的胸痛搞不好是冠狀動脈心絞痛，這表示我媽可能是在睡夢中死於心臟病發作。除此之外，絕對沒有別的原因能導致她離開得那麼快。

我在我爸媽的屋子前停車，卻沒在車道上看見車子；我跑到前門，又發現門已經上了鎖。我慌亂地按著電鈴，但家裡沒有人在。於是我打電話給哥哥，他說救護人員已經把媽媽送到了位於幾公里外的普萊恩維尤醫院急診室。他趕到的時候，剛好來得及阻止他們幫我媽施行心肺復甦術。

由於我媽並沒有簽署拒絕心肺復甦術同意書，因此他們執意要為她急救，但我哥哥非常堅決，甚至掏出他的醫院識別證以示威嚇。他絕對不會放任其他人折磨我們的媽媽。我哥哥對他們說，我們的媽媽已經走了，這點非常明顯。

在急診室裡，我被人帶到一個以布簾圍起來的空間裡。拉吉夫、哈溫德小姐和我爸坐在我媽身邊。媽媽躺在一張輪床上，身子覆蓋著一條薄毯，眉心間還有著鮮紅色的圓點。我爸坐在擔架床邊的一張板凳，雙臂就這樣放在她的遺體上，頭靠著她的手臂。他撫摸她的手、摩挲她的腳。她的嘴巴微張。我爸問我，葬禮的時候，他們會不會把她的嘴巴闔上。「她以前好漂亮。」爸爸說，然後失聲哭了出來。

那天上午稍晚，我載哈溫德小姐回我爸媽的住處，好讓她把房子整理乾淨，準備迎接訪客。我們在門前停車的時候，鄰居的灑水器所噴出的水霧，折射出一道色彩鮮豔的彩虹，是與那個嚴肅的日子格格不入的一段小插曲。進屋後，我爬上二樓，走到樓梯轉角處，才終於忍不住情緒崩潰。她臥房裡的電風扇還開著，披巾還掛在銅質床架上，用來墊腳的枕頭也還放在棉被底下。衣櫃裡收著我幾年前送她的背部按摩器，至今還放在盒子裡；她一直捨不得拿出來用。臥房的地板上有些丟棄的藥瓶蓋、紗布，以及一塊檢查心律不整的「智慧電擊片」：那是急救人員徒勞無功且半途中止的急救活動所遺留下來的殘跡。

如同我的內外祖父，我媽也是在心臟病突發後死於心室纖維性顫動。只不過她是發生在睡夢中。死亡在我媽沉睡時候發動突擊，這使得心臟看起來更具威脅性。

在接下來那幾個沉悶的陰雨天裡，由於有許多事情得忙，包括通知親友、接待訪客，然後又是葬禮和火化，因此幾乎沒有時間感到哀傷。但等到葬禮一辦完，內心的悲痛就像海浪般一波波襲來；暫時消退，隨即再度湧上。兩年前，在一位朋友母親的葬禮上，有位同事對我說：「人只有在爸媽去世後，才算真正長大。」現在，我終於了解了他的意思。他的意思是說，只要爸媽還活著，就總有人會把你當成小孩看待。我還小的時候，我媽常對我講述一則印度教神話：有個男人獲得一項保證，只要他溺死媽媽，即可獲得全世界的財富。在河岸邊，他把媽媽壓進冰冷的水裡，結果他媽媽哀求著：「兒子，不要踏進水裡……你會感冒的。」

我媽就是這樣。如果說我們家是一副軀體，那麼我媽就是其中的心臟：爲身體其他部位帶來滋養，也確保其他部位能正常運作。在她葬禮的那天早上，我站在鏡子前面調整領帶，幾乎可以聽見她叫我挺起胸膛、穿上一套像樣的西裝，而且說話要有自信。我想起高中時期的那些青蛙，忍不住哭了起來。我耳邊又響起媽媽的聲音：「兒子，你應該做別的實驗。你的心臟不夠大顆。」

就某方面來說，她的死是一項解脫，終結她所受的痛苦。但她走得很突然，在我心裡留下一個深不見底的洞。

「這世界就是這樣。」我去拜訪媽媽最喜歡的那家糖果店時，老闆這麼對我說——她之前在三個月內接連失去了她的婆婆、大伯，還有爸媽。雖然我知道許多人都經歷過遠比我更慘的悲劇，但我媽走得那麼快，還是令我耿耿於懷。有時候，我不禁感到生氣：氣她總是以扮演我爸的配角爲足，氣她沒有對我成年後的人生發揮更大的影響；當然，我也深感內疚。她在去世的前一晚說自己胸痛，我是不是應該更認眞看待她的感覺？身爲心臟科醫師，我知道每兩名女性就有一人生涯中會出現心臟疾病，而且每三人就有一人會死於此病，其中三分之二並無相關症狀。然而，發生我媽身上時，我腦筋卻一片空白。拉吉夫對於我的自我質疑毫無耐性。「我不想聽你說你在媽的事情上犯了什麼錯。」他提高嗓門，「你沒有、你沒有、你沒有！我們永遠沒辦法確定她是什麼原因走的。我們唯一知道的是，她這種走法，是上天賜予的福氣。」

生理學上有「轉移痛」的概念，也就是一處內臟遭受傷害，痛覺卻出現在其他地方，例如心臟損傷會導致手臂或下巴疼痛。情感上的痛苦說不定也是如此。我內心眞正的感受，其實是懊悔自己在媽媽人生最後的日子裡忽略了她。我一直都過度把心思放在其他地方、太注重自己的利益。在她人生的最後幾個月，在她病重又孤獨的時候，她總會問我什麼時候要去看她，然後又總是叫我不要那天去，因爲天氣太冷、太熱，或是雨下得太大（總是天氣的問題）——她不希望我爲了去看她而病倒。在她去世後，努力壓抑內心的這些悔恨感受，成了我每天的掙扎。不過，悔恨最深的想必是我媽媽自己。

我希望她能看見自己的葬禮，看見那些從各地前來參加的衆多親友。對於總是樂於退居一旁，好讓傑出的先生與子女成爲衆人注目焦點的她而言，看到那麼多人前來致意，她必定會深感震驚。他們敬重她，不是因爲她做了什麼事，而是因爲她的爲人。也許這才是最了不起的成就。

最後的告別

我媽媽的骨灰在我爸爸的衣櫃裡放了將近兩個月。他無法決定究竟是要把她的骨灰撒在印度教聖地之一哈里瓦（Haridwar）的聖水裡、印度的恆河河岸上，還是長島外海的大西洋裡。最後，他決定不要跑太遠。於是，拉吉夫在自由港僱了一艘汽艇，我們選在陣亡將士紀念日隔天的晴朗早晨出發，爲媽媽舉行海葬。船上放了張桌子，祭司打開行李箱，把我們需要用到的東西拿了出來：香、棉花球、骨灰罈，還有一些食物。我爸穿著咖啡色長褲和黃色襯衫，靜靜地在一旁觀看。他的宗教信仰從來就不是特別強烈，而且儘管還有這項最後的儀式，但可以看得出來，我媽去世這件事情對他而言已經結束了。隨著船隻開始飛馳於水面上，我只覺得胃裡一陣翻滾。我得靠在祭司的那張桌子旁，才不至於跌倒。

祭司首先把一條長長的紅線放在我和哥哥頭上，線的兩端垂至我們的肩膀。他在我們的眉毛抹上一小撮紅色膏狀物，接著再點燃線香和沾了油的棉花球。拉吉夫和我利用麵粉、水與牛奶做了十六個麵糰球，大小和甜甜圈中間的洞差不多，把它們放在一只金屬盤上，連同橡實、稻米、各類種子和其他東西，包括來自哈里瓦的聖水，以供我媽前往來世的途中食用。

祭司旋開骨灰罈的蓋子，我們則把聖水灑在裝有我媽媽骨灰的塑膠袋上，然後把袋子打開，倒進更多的水、一些牛奶，再倒入盤子上的物品。接下來，我們把袋子裡的東西倒進一只白色的藤籃。看著深灰色的骨灰，實在很難相信她的遺體就只剩下這樣而已。我們把空袋子也放進籃子裡，然後等著袋裡殘餘的粉塵落下。

船隻逐漸放慢速度，最後停了下來。身爲長子，拉吉夫得以擔任撒骨灰的工作；反正我也沒有辦法勝任，因爲那個時候我已經暈船暈得七葷八素了。祭司在甲板上吟誦禱文，光禿的頭頂在太陽下閃閃發光，拉吉夫則是把藤籃掛在一根長桿末端的金屬鉤上。接著，除了祭司口中吐出的那些莫測高深的梵文音節外，沒有其他隆重的儀式或話語；拉吉夫來到船側，傾身向外，把籃子放進水裡。籃子裡有個金屬重物，好讓它能順利下沉。我看著那只籃子如頭顱般沒入水裡，內容物則像鬼魂似的，在綠色的水中擴散爲一團模糊不清的雲霧。祭司要我們雙手合掌祈禱。我們沉默地聽著他激動的吟誦聲，等他祈禱完畢後，一名船員用繩索把那只籃子拉回船上，然後我們就掉頭返回港口。

爸爸搭我的車回家。我們都累了，我翻滾不停的胃也才正要平靜下來。我播放了貝多芬的第八號鋼琴奏鳴曲《悲愴》。瞄了我爸一眼，只見他一語不發地盯著前方，聽著音樂。他搖下車窗，一股熱風隨即灌了進來。他沉默了一會兒，車內只有飛馳而過的車輛傳來的呼嘯聲。然後，他開口說：「我們一輩子都在一起，我無時無刻不想念她。」

第14章

更健康的生活方式

滿足是無法儲存的。

——斯特林，神經生物學家

生命的回歸與重置

一九九〇年，舊金山加州大學的心臟科醫師迪恩．歐尼許（Dean Ornish）和他的同事在英國期刊《刺胳針》發表了一項名為「生活方式心臟實驗」的研究。在這項研究裡，四十八名患有輕度至重度冠狀動脈疾病的病患隨機分為兩組，一組接受的是尋常的照護，另一組則是接受「強化型生活方式」的照護，這種生活方式包括低脂素食飲食、每天步行一小時、接受團體心理社會支持和壓力管理。經過一年後，採取「強化型生活方式」病患的冠狀動脈斑塊減少了將近五%。五年後，減少幅度達到八%左右。最嚴格遵守這項方案的病患所獲得的效益最大，幾乎可以說是一種療效與劑量正相關的關係。另一方面，接受尋常照護的病患在一年後的冠狀動脈阻塞平均增加了五%，五年後更是增加二八%。這些病患發生心臟事件的機率——包括心臟病發作、接受冠狀動脈血管擴張術、冠狀動脈繞道手術以及心因性死亡，也差不多是另一組的兩倍。

歐尼許的研究深受批評。評論者指出，他的研究僅以一小群病患爲對象，不足以代表一般大眾；而且獲邀參與研究的病患當中，只有半數實際參與，恐怕有選擇偏誤[41]的問題。而且，這些病患幾乎全都沒有使用施德丁或其他降血脂藥物，因此，對於獲得良好治療的現代心臟病患來說，改用強化型生活方式能帶來的效果，其實沒人說得準。此外，根據二〇一三年發表於《新英格蘭醫學期刊》的一項研究顯示，攝取富含橄欖油、水果、蔬菜、魚肉與堅果等「地中海飲食」的病患，心臟病發作與死亡等心臟事件發生的機率，比起攝取低脂飲食（雖然沒有歐尼許提倡的那麼極端）的病患低了三〇%左右。

雖然如此，歐尼許仍對自己獲得的結果堅信不疑，並開始擴大研究規模，最後在全美各地的二十五家醫院與診所提供這項飲食建議方案。他說服聯邦醫療保險爲這項方案提供給付，做爲「強化心臟復健」。今天，歐尼許的飲食方案爲期九週，每週進行兩次、各四小時的療程；每次療程包括一個小時的營養課、一個小時的運動、由一名社工主持的一小時團體支持，以及一個小時的瑜伽與靜坐冥想。

我聽過歐尼許講述他的方案所具備的效益，於是在初秋的一個星期五下午，我開車前往紐澤西州莫里斯敦的謙伯斯身心健康中心，以便獲得進一步了解（那是離我住處最近的一家歐尼許中心）。我到那裡去，是爲了一個自私的理由：我剛得知自己的電腦斷層掃描結果。

特羅斯特醫師讓我看冠狀動脈的阻塞情形時，我其實不覺得意外。我這輩子一直對心臟疾病深感擔憂，而這樣的結果看起來幾乎有如命中註定。我的病況還算相對輕微，但我知道大多數的冠狀動脈斑塊破裂現象，都是發生在血管輕微阻塞處，而不是嚴重阻塞的地方。輕微的斑塊通常比較柔軟、細薄，含有脂肪的比例較高，所以可能比嚴重

---

41 因選擇樣本不正確（例如無法代表母群或樣本太小）而產生的偏誤。

的斑塊更容易破裂並造成血栓㊷。於是，我發現自己處於臨床上的兩難：罹患的疾病還沒有嚴重到需要治療，卻又沒有輕微到可以忽略。爲什麼會這樣？是因爲大學時抽過的那幾根菸嗎？還是我吃了太多糕點又太常和妻子吵架？還是這種疾病先天就存在於我的基因裡？不論原因是什麼，總之，我的未來突然充滿令人難以忍受的不可預測性。我心裡冒出一個奇怪的念頭，想把人生快轉，趁我的時間用完前，先目睹各個重要時刻。

打從進入醫學院這麼多年來，我一直都有早發性心室收縮的情形。這是一種大致上算是良性的狀況，也就是我的心臟會因爲一次出乎意料的額外跳動而發生顫動或心悸。大多數的早發性心室收縮都會跟著出現「代償間歇（compensatory pause）」，也就是下一次的心跳會稍微延遲，好讓心臟恢復正常的節律。在代償間歇的期間，心室充滿血液的時間會比平常稍微久一點，使得在早發性收縮後的第一次跳動會異常強烈，在胸中重重跳動一下，宣告心臟節律恢復正常。接受電腦斷層掃描後，我躺在休息室，聽著外面的蟋蟀鳴叫，不禁想到這次掃描就像早發性心

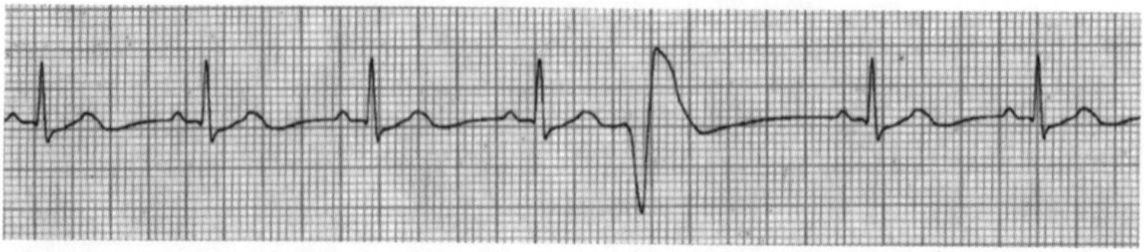

心電圖顯示的早發性心室收縮。

室收縮，是對於事物正常秩序的干擾。我要不要讓事物回歸原本的狀態？還是要重置再來？

在接下來的幾天裡，我接受了更多檢測。心臟超音波顯示，我的心臟腔室與瓣膜運作都很正常；頸動脈超音波檢查的結果，爲大腦輸送血液的動脈裡並沒有斑塊。不過，血液檢查卻顯示我的「脂蛋白a」（一種帶有膽固醇的蛋白質分子）濃度有升高的情形。血清中脂蛋白的濃度高低，與發生冠狀動脈疾病或中風的風險相關。

改變命運與逆轉損傷的可能

南亞人口罹患心臟病及因心血管疾病致死的比例異常的高，脂蛋白a能爲這種情

---

42 運動心電圖無法確認斑塊是否脆弱。即便到了今天，醫學上仍沒有一種測試方法能針對斑塊的脆弱程度得出可靠的結果。

形提供部分解釋；但除此之外，還有其他因素。南亞人的冠狀動脈似乎比其他種族來得更窄，有可能因此造成較紊亂的血流與血管壁應力，並進一步引發動脈粥狀硬化；南亞人的血液也可能因爲含有較小又較密集的膽固醇粒子，而更容易導致動脈硬化。過著「西式」生活（高卡路里、低運動量）更是沒有幫助，因爲這可能會活化所謂的「節儉基因」（這種基因在飢荒時期也許有益，但在富饒的世界裡就成了問題）、囤積腹部脂肪，從而提高胰島素抗性 ㊸ 與糖尿病的風險。

社會與文化因素無疑也有影響，至少我媽就是如此。她成長的文化不鼓勵成人把時間投注於自我，也不鼓勵他們放下工作、家庭與子女的責任跑去運動健身。此外，我媽也和她許多印度朋友一樣，深深相信命運，認爲自己的未來（包括健康情況在內）都是命定的。她背負著這種宿命觀，也就從來不認爲人有辦法改變自己人生的自然進程。

不過，我可不希望電腦斷層掃描結果成爲我的命運。我想改變，希望設法穩定，甚至逆轉這些損傷。那麼，我需要做些什麼？我已經過著相當健康的生活，還預防性地服用了可降低膽固醇的施德丁。這時，我意識到自己必須做出更「根本」的改變。

我打電話給阿南德，他是我的朋友、電視節目製作人，也是瑜伽修行者。他提議我們找一天晚上下班後，到法拉盛的一座印度教廟宇會面。

見面的那晚是個暖和的仲夏夜。那座廟宇位於一處中產階級聚集的街區，周圍都是獨幢住宅，彼此以生鏽的鐵絲網柵欄隔開。廟宇前方的一塊告示牌提醒訪客：「禁止在此剖開椰子。」我抵達的時候，一場祈禱儀式正好即將結束。一名身裹白色腰布的男子一面搖鈴，一面熱切吟誦著：「香提，香提，香提……[44]」

阿南德是個挺著鮪魚肚的中年人，這時只見他身穿米色的古爾達服飾（kurta pajamas），額頭上塗著一抹紅色。他低著頭，依序參拜一尊尊戴著花環的雕像，每到一尊雕像前，就會跪下來喃喃祝禱幾句。參拜完，他走過來和我握了手。接著，我們下樓到廟宇的餐廳，點了多薩煎餅（dosa）和喝起來像甜優格的拉西（lassi），在一張桌邊坐了下來等待餐點。

我覺得自己似乎應該跟阿南德解釋我爲什麼會打電話給他，但他顯然不需要。他心

---

43 指脂肪細胞、肌肉細胞和肝臟細胞對正常濃度的胰島素反應不足的現象，意思是要有更高的胰島素濃度，這些細胞才會產生反應。

44 香提（shanti）在梵文中有「和平、平靜」之意，唱誦三次，表示對天界、空界、地界的和平祈禱（另有一說是對礦物界、動物界、植物界）。

滿意足地坐著，看著餐廳裡的忙碌景象。彼此寒暄了一會兒，我對他說了自己的電腦斷層掃描結果。他皺著眉頭，像精神分析師般認眞聆聽。

「我一直都覺得你太認眞了。」阿南德終於開口。在他的心目中，我的掃描結果無疑與這點有關。「學著擺脫你的心智（mind）吧。」

我笑出聲。「這要怎麼做？」

他的表情轉爲嚴肅。「瑜伽、靜坐、到公園裡走走，怎樣有效就怎麼做。你覺得做這些事情是浪費時間，但那其實是最珍貴的時間，因爲做這些事情能幫助你因應一整天的生活。」

我試過幾次瑜伽。桑妮雅和我結婚之後，我們曾經到紐約翠貝卡一間灰撲撲的瑜伽教室，那裡有個脖子上戴著佛珠的老婦人，要求我們以痛苦的姿勢站立，並將目光聚焦於凹凸不平牆壁上的某個點。結束後，我確實覺得比較放鬆（可能是因爲深呼吸造成的急性呼吸性鹼中毒吧），但沒有持續下去。

阿南德建議我回頭練瑜伽。「把這個掃描結果看成上天賜給你的福氣。」他語帶鼓勵，「這個經驗會幫助你找出方法讓自己更平靜。你的腦子和思緒並不是你的主人，卻表現得像你的主人。超越你的心智，這樣你才能眞正自由。」

*

於是，我來到了紐澤西州莫里斯敦。這座歐尼許機構位於一個龐大的辦公園區裡，就在一條林木茂密的道路旁。高大的橡樹開始落下色彩繽紛的葉子，在地面上積聚成堆。主持這項方案的執業護理師卡蘿在櫃檯接待我。「我們接到不少年輕印度男性打來的電話。」當初她在電話裡這麼對我這麼說。

當天的活動已經結束，所以卡蘿帶我參觀了建築物內部：爐面光潔的廚房是學員相聚一個小時、享用素食午餐的地方；健身房由兩名執業護理師與一名運動生理學家管理，裡面還有幾個忠實學員在跑步機上跑步；壓力管理室裡的椅子排成圓圈，瑜伽墊還鋪在地板上。

卡蘿說她父親在七十歲那年被診斷出心臟疾病。他肩痛已經有好一段時間，雖然運動心電圖的結果正常，冠狀動脈血管攝影卻顯示他有三條血管已經產生病變，而且嚴重到手術或血管擴張術都沒用的地步。「他只靠著一絲絲血流過活，」她說。在沒有治療方法可供選擇的情況下，她爸爸嘗試了歐尼許式生活方案。他奉行兩個月後，即因爲心律不整而猝死。雖然卡蘿和歐尼許式生活方案的初次接觸以這樣的不幸結局收場，但自那時候開始，她便一直在這個領域工作。

在她的辦公室裡，卡蘿拿了學員的血管攝影圖給我看，他們的冠狀動脈疾病都出現了緩和。她說：「一般人講到歐尼許式生活方案，通常都只談論其中的飲食，但社會支持與壓力管理或許才是最重要的部分。」病患經常不願參與團體治療，「有些人會要求跳過這個部分，他們不想對陌生人開誠布公。可是到最後，團體治療幾乎都是他們最喜歡的部分。」卡蘿又說。

歐尼許自己也非常強調這項方案的心理社會部分。他說在原始實驗的控制組中，有些病患採取的飲食及運動計畫幾乎和實驗組強度一樣高。但他們的心臟疾病還是持續惡化；意思是說，單靠飲食和運動，並不足以促成冠狀動脈斑塊的消退。在一年與五年後的後續追蹤裡，比起運動，壓力管理與冠狀動脈疾病的緩和更密切相關。

歐尼許在二〇一五年的一場訪談裡指出：「在我們的文化裡，產生連結與社群的需求經常沒有獲得滿足。我們知道這些東西會影響生活品質，但這些東西對於我們的存活所帶來的影響，也比大多數人的認知還要高出許多。」

許多研究都顯示，歐尼許的說法可能是對的。在一項研究中，心臟病發作後處於憂鬱狀態的病患，六個月內死亡的機率是其他病患的四倍之高，而且這種情形不受高膽固醇、高血壓、肥胖與吸菸等尋常佛萊明罕危險因子所影響。在另一項研究中，研究人員請沒有心血管病史的更年期婦女填寫一份心理問卷，結果顯示，在問卷中表達較多絕望感受的受調者，頸動脈增厚與血管老化的情形高於對生活感到滿意的受調者㊺。

無疑的，這些研究中有許多規模都很小，當然也不足以證明因果關係。壓力確實有可能導致不健康的生活習慣：營養不良、身體活動減少、吸菸增加……這才是心血管風險升高的眞正原因。不過，正如吸菸與肺癌的關聯，一旦有這麼多研究顯示相同的結果，而且又有機制能解釋兩者之間的因果關係，那麼否認有因果關係的可能性才是有違常理。歐尼許及其他人得出的結論，和我在醫學界二十年來所學到的東西完全一致：情感之心會以多種神祕方式影響生物心臟。

卡蘿對我說，她利用「追蹤指標」檢視病患在沒到中心來的日子裡，是不是也依然奉行這項方案。其中當然有飲食和運動的追蹤指標，但也有愛與支持的指標。她會要求

㊺ 在絕望感量表上數值較高的女性，有頸動脈增厚現象的人也比較多，且增厚的幅度相當於老化一年的程度。

病患利用一個簡單的數值量表評估自己別人的連結程度有多高。每天從事壓力管理超過一個小時的人，冠狀動脈血流的改善幅度最大。卡蘿說：「我們的生活步調極爲忙碌，以致我們的交感神經系統往往處於過度活躍的狀態。但是，我們可以控制自己對壓力的反應。」

可惜的是，我沒有辦法參加歐尼許式生活方案。在近三個月內每週前往紐澤西兩次對我來說並不可行，而且卡蘿又說他們尚未提供濃縮版的課程。她答應寄一些資料給我，好讓我能自己起步。「試著在每一天找到喜悅。」她陪著我走向電梯時說。「與其想著過去或擔心未來的事情，不如專注於當下。」我說我會盡力。接著，我搭電梯下樓到停車場、上車、加入週五傍晚湧向長島的車潮。

活在人類雙手已馴服心臟的時代

過去五十年來，心臟病學也許是最處於科技創新與品質改進尖端的醫學領域。這段黃金時期裡，出現了許多能延長壽命的進展，其中有許多都已在本書中討論，包括植入式心律調節器與去顫器、冠狀動脈血管擴張術、冠狀動脈繞道手術和心臟移植。現在，預防性的健康計畫，例如戒菸、降低膽固醇與血壓，也成爲生物醫學方面進步以外的輔助措施。這使得心血管疾病的死亡率自我出生的一九六八年以來，已經下降了六〇%。在二十世紀醫學史中，找不到幾項如此振奮人心或影響如此深遠的發展。

癌症似乎一度取代心臟疾病而成爲美國的頭號死因，但現在卻沒有了。心血管疾病死亡率的下降幅度在過去十年間大幅減緩。造成這種現象的原因有很多。吸菸率的下降曲線趨於平緩，美國有越來越多人過重，糖尿病患者人數也預計將在未來二十五年內增加將近一倍。不過，我認爲還有另外一個原因。心臟病學的當前型態在延長壽命方面可能已經達了極限。

這種說法聽在李拉海、格林登希與米盧斯基等先驅的耳中，想必有如異端邪說，但在今日已難以反駁。「報酬遞減法則」適用於每一項人類活動，心臟醫學也不例外。舉例來說，自從證明冠狀動脈血栓是大多數心臟病發作的肇因後，心臟科醫師就把「更快完成這類血栓的治療，即可提高病患存活率」奉爲圭臬。流傳在醫師之間的一個手術口號是：「時間就是肌肉。」[46] 而且拖延的時間越短越好。然而，在二〇一三年發表於《新英格蘭醫學期刊》一項針對將近十萬名病患所進行的研究發現，「門口至氣球擴張」（從病患抵達醫院到以氣球恢復冠狀動脈血流）的時間雖然縮短，卻無助於提高院內存活率。在該項研究期間，門口至氣球擴張時間的中位數從八十三分鐘縮短到六十七分鐘，但短期死亡率卻沒有改變。

這項結果有幾個可能的解釋：或許較健康且死亡風險較低的心臟病發作病患早已迅速獲得治療，而拖延時間最長的，往往都是風險較高的病患。或許這項研究的後續追蹤時間太短，要是再多花一些時間，即可看出存活率的變化。或許也許還有另一個原因：自從索內斯在一九五八年發明了冠狀動脈血管攝影後，心臟病發作的死亡率早就下降了十倍，從三〇％降爲三％。修正或加速既有的醫療程序，眞的有可能再帶來任何重大的額外效益嗎？

另外還有其他報酬遞減的例子。在我專精的心臟衰竭相關領域裡，自從一九八〇年代中期出現乙型阻斷劑與血管張力素轉化酶抑制劑（ACE inhibitor）等藥物後，已能大幅提高存活率。然而，近來對於內皮素阻斷劑（endothelin blocker）與血管升壓素拮抗劑（vasopressin antagonist）這類新藥物所進行的研究，則顯示效益並不大。今天，病患的佛萊明罕危險因子，例如高血壓與高膽固醇，都已有較好的控制。要在既有的成就上再達到進一步改善，變得越來越困難。

無疑的，我們應該歡慶高科技醫學的崛起。舉例來說，現在的病患如果直接前往施行血管擴張術的醫院，有超過九〇%的「門口至氣球擴張時間」少於九十分鐘，中位數爲六十分鐘左右，即便和短短幾年前相比，也是極大的改善。不過，這表示每一項新療法的標準都被提得越來越高。

我認爲，當前這種形式的心血管醫學，也就是聚焦於對常用藥物的迭代改進、探究輔助療法，或是追求既有療程的最佳化，在未來所產生的進展將會越來越不顯著。我們必須轉移至著重於預防的新典範——設法把水龍頭關小一點，而不只是努力擦乾地板，才能繼續創造病患與醫師都已習以爲常的那種進步。在這種新典範中，心理社會因素也必須在有關健康問題的思考中占主要地位才行。心臟與情感之間的連結雖然存在數百年之久，但大體上來說，對這個領域的探究仍然很少。至少，現在已經可以越來越清楚地看出高血壓、糖尿病與心臟衰竭等慢性疾病，與我們的社區、工作、家庭與心智狀態

㊻ 這是由著名心血管專家尤金．布勞瓦德（Eugene Braunwald）在五十年前所提出的一項假設，指的是冠狀動脈阻塞所引起心肌缺血性損傷程度與時間的關係；越快解除阻塞情況，對心肌的傷害就越低。

間，其實有著密不可分的關係。

如同之前提到的，心臟疾病具有心理方面、社會方面，乃至政治方面的根源。要提供心臟最有效的治療，必須從所有面向下手才行——這點說起來遠比做起來容易。心理社會的「修復」手段就和任何醫學療法一樣，也可能出現意料之外的後果、艱難的妥協、對立的價值觀，以及報酬遞減的現象。甚至可以說，我們連該修復哪些東西都缺乏共識。

不過，正如神經生物學家斯特林所說，我們還是必須找出方法「減少監控的需求並恢復小小的滿足」，例如與大自然及他人的接觸。對某些人而言，要達到這種效果，必須要有都市規畫方面的相關措施，比如鼓勵步行或騎乘腳踏車，以取代較靜態的生活型態；對某些人來說，則是需要在更多社會領域中獲得強化，例如多參與公共活動；對於另外某些人來說，偏向個人化的追求，則是對心血管較有益的，例如瑜伽、靜坐。

無論如何，我們越來越明白，生物之心與隱喻之心的關係密不可分。要治療我們的心臟，就必須修復社會與自己的心智。我們不能只看到身體，也必須看見我們自己。

*

我躺在一條毯子上，仰望著天上的星星。太陽雖然在一個多小時以前就已經下山，天空的邊緣卻還是有一縷縷橘色的光芒。空氣停滯無風，飄盪著香茅與殺蟲劑的氣味。派對雖然已經接近尾聲，小孩卻還是繼續以吃了甜食後的狂熱精力玩耍喧鬧，不斷從充氣溜滑梯上飛速滑下，在草地上玩著鬼抓人。我的女兒琵雅靠在我的胸口，頭埋在我的頭窩撒嬌。

「你開心嗎？」她問我，口中吐出的溫熱氣息輕搔著我的皮膚。

「開心啊！」我回答，「妳呢？」

「嗯。」她說，「我也很開心喔，把拔。」

當另一個夏天過去，我的電腦斷層掃描已經成了遙遠的記憶。那次掃描理當改變一切，結果卻只是個小干擾，就像早發性心室收縮一樣，我的生活又回歸了正常的節奏。那種感覺就像你規畫一趟前往某地的旅程，以爲那裡會爲你帶來不同的感覺，就像照片中看到的那種樣子。結果等你眞的到那裡之後，卻發現和你居住的地方其實沒什麼差別：同樣的天空、同樣的空氣、同樣的雲朵。當然，我還是做了些改變。我現在幾乎每天運動，也改善了飲食。我撥出較多時間陪孩子和朋友。我仍然喜歡全力投入工作，但對放鬆已不再那麼充滿鄙夷。

許多影響健康的因素都不是我們能直接控制的，至少要具備耐心與衆人的努力。比如說，我們無法減輕生活中各種事物爲我們帶來的壓力，不管是看報紙、在競爭激烈的經濟環境中養育家庭，還是居住在一個暴力猖獗的社區。不過，這許多相關的選擇與行爲方式都是我們可以決定的。想要擁有長壽健康又富足的人生？那就不要吸菸，多運動，挑選適當的飲食。但除此之外，也要好好管理你的人際關係，並愼選因應方式，以面對人生無可避免的煩擾與創傷。你的心態、因應策略、如何面對艱困的情境、克服煩憂的能力、愛人的能力……我相信這些因素同樣攸關你的生死。

或許哪一天我會再接受一次電腦斷層掃描，看看冠狀動脈斑塊是否惡化。不過，現在的我對於到時候會看見什麼結果，已不再那麼害怕了。我所鑽研的這個領域在過去一百年來，甚至是過去十年來所累積的知識令我感到安心。現在，不必動開心手術，也能置換心臟瓣膜，還可透過注射幹細胞治癒受損的心肌。我祖父去世的時候才五十多歲，而現在寫下這些文字的我已經四十八歲了。我不是我的祖父，我有幸活在一個人類雙手已馴服心臟的時代。

從皮膚到心臟，這段三公分的旅程花費了幾千年時間。表面上是始於心包，實際上是始自心臟被視爲近乎超自然的物體，並以種種禁忌包裹的過往。透過這段旅程，心臟變成一具能修補與控制的機器；不過正如同我們所知道的，這些修補也必須伴隨著對情感生活的關注——過去數千年來，人類一直認爲這種情感生活就存在於心臟裡。

在這個行業裡待了這麼多年，現在的我不管在哪裡都會看到心形：汽車擋風玻璃上的雨滴、廚房裡切成片的甜菜、草莓薄片與咬了一口的櫻桃……每天早上，當我在攪拌過的咖啡裡倒入牛奶時，都會形成螺旋波。

直到現在，我仍經常想起我的內外祖父，當然還有我媽。我想像祖父在坎普爾因心跳停止而癱倒在石地板上，身邊圍繞著驚恐不已的家人；也想像外祖父在去世那天，坐在新德里的家裡，一邊等待著早餐，一邊聽著廣播電臺的新聞報導。不過短短幾下心跳的時間，他就告別了人世。

他們的死亡機轉（可能也包括我媽在內）雖然一樣，結果卻極爲不同。其中一人的死亡造成了長久的創傷，另外兩人的死則是令家人對他們死得毫無痛苦而心懷感激。活了大半輩子，我始終對心臟的力量抱著恐懼，但現在我看待心臟的眼光已和過往不同。沒錯，心臟有可能扼殺你的生命，但世間的壓力一旦排山倒海而來，這個器官——這部原動機與堡壘，同時也會是一道安全閥，能以迅速且人道的方式爲你的人生畫下句點。

誌謝

在寫作本書的過程中，我獲得許多人的幫助與支持，但令我受益最多的，莫過於在擔任醫師的這些年裡有幸照顧、並從他們身上學習到許多的病患們。

我的經紀人 Todd Shuster 身爲我的朋友與支持者已將近二十年。他讓我相信自己能夠寫書。

也深深感激我那位才智出眾的編輯 Alex Star。在初次討論這項寫作計畫的午餐會面上，他已對這本書有明確的想法。「**內容的重點是心臟，不是寫書的心臟科醫師。**」他一再提醒。「**我們會藉著閱讀這本書更理解自己的心臟。**」他傑出的編輯頭腦從頭到尾引導著本書前進，能與他合作實在是我莫大的幸運。

也感謝 Farrar, Straus and Giroux 出版社的其他幾位同事：處理出版過程許多重要細節的 Dominique Lear；負責設計的 Jonathan Lippincott；幫我架設網站的 Nick Courage；我的文字編輯 Ingrid Sterner；我的製作編輯 Susan Goldfarb、Scott Borchert、Laury

Frieber：以及我那傑出的宣傳團隊：Jeff Seroy、Brian Gittis、Sarita Varma 與 Daniel del Valle。

當然，我也要感謝 Jonathan Galassi 與 Eric Chinski 爲我提供撰寫這本書的機會。

我深深有幸能在過去二十年裡爲《紐約時報》撰稿。十分感謝那裡的許多編輯，幫忙形塑了我的寫作技巧。在此特別感謝我那位異常睿智的專欄編輯 Jamie Ryerson，在新聞寫作方面，他對我的提攜不下任何我合作過的人。

在我工作的職場，我很榮幸擁有一群超棒的同事。尤其要感謝我的好朋友 Tamara Jansz，還有 Kim Hammond、Maureen Hogan、Tracey Spruill 與 Mickey Katz。也感激 Barry Kaplan、Michael Dowling、David Battinelli與Lawrence Smith 持續支持我的寫作。

在此，向幾位朋友與助理致上誠心的感謝，Eugenie L-Shiah、Angela Goddard、Elias Altman、Sarah Tanchuck、Abbey Wolf、Lisa DeBenedettis、Sung Lee 與 Paul Elie。他們對我的初稿提出評論。或提供研究上的協助。我要特別感謝Cody Elkhechen 與 Isabella Gomes 這兩位助理，他們對於我的手稿不但極度用心，還提出許多很有幫助的建議。

當然，本書的內容必須由我負責。書中如有任何錯誤，全然是我自己造成的結果。

最後，我把最深的感激保留給家人：爸爸普倫和親愛的姊姊桑妮塔；我永遠都會想念的媽媽拉吉；還有我哥哥拉吉夫，他在本書的整個寫作過程中都是我深厚的支持來源。我也要感謝我太太桑妮雅的家人爲我提供的愛與支持。

在我有孩子之前，我媽媽曾經對我說：「你永遠無法了解你會多麼愛他們。」她說的確實沒錯。我兒子莫罕是我的得力助手，我親愛的琵雅則是最早要求我寫一本關於心臟之書的人。他們是我人生中的兩道光芒。

最後，我永遠感謝我親愛的妻子桑妮雅。她是我二十年來的伴侶、我的愛，也是我最嚴厲的批評者。沒有她，就不會有現在的我。

Eurasian Publishing Group 圓神出版事業機構 用心與你對話．視野無限寬廣
究竟出版社 Athena Press
www.booklife.com.tw
reader@mail.eurasian.com.tw

科普 042

心臟的故事：令人著迷卻又難以捉摸的生命核心

作　　者／桑迪普．裘哈爾（Sandeep Jauhar）
譯　　者／陳信宏
發 行 人／簡志忠
出 版 者／究竟出版社股份有限公司
地　　址／台北市南京東路四段50號6樓之1
電　　話／（02）2579-6600．2579-8800．2570-3939
傳　　真／（02）2579-0338．2577-3220．2570-3636
總 編 輯／陳秋月
副總編輯／賴良珠
責任編輯／林雅萩
校　　對／林雅萩、蔡緯蓉
美術編輯／林雅錚
行銷企畫／陳禹伶．詹怡慧
印務統籌／劉鳳剛．高榮祥
監　　印／高榮祥
排　　版／陳采淇
經 銷 商／叩應股份有限公司
郵撥帳號／ 18707239
法律顧問／圓神出版事業機構法律顧問　蕭雄淋律師
印　　刷／祥峰印刷廠
2019年09月 初版

定價 330 元　　ISBN 978-986-137-280-8

我們越來越明白，生物之心與隱喻之心的關係密不可分。
要治療我們的心臟，就必須修復社會與自己的心智。
我們不能只看到身體，也必須看見我們自己。

——《心臟的故事》，桑迪普・裘哈爾

國家圖書館出版品預行編目資料

心臟的故事：令人著迷卻又難以捉摸的生命核心／桑迪普・裘哈爾（Sandeep Jauhar）著，陳信宏 譯
-- 初版 -- 臺北市：究竟，2019.09，
336面；14.8×20.8 公分 --（科普：42）
譯自：Heart: A History
ISBN 978-986-137-280-8（平裝）
1.心臟病
415.31　　108011739